실리콘 밸리의 기적을 만든

강력한
규소의 힘과
그 의학적 활용

이시형 · 선재광 지음

도서
출판 행복에너지

강력한
규소의 힘과
그 의학적 활용

초판 1쇄 발행   2020년 2월 1일
　　3쇄 발행   2022년 11월 1일
　　4쇄 발행   2024년 2월 1일
지 은 이   이시형 · 선재광
발 행 인   권선복
편　　집   권보송
디 자 인   오지영
기록정리   소정현
전 자 책   서보미
발 행 처   도서출판 행복에너지
출판등록   제315-2011-000035호
주　　소   (07679) 서울특별시 강서구 화곡로 232
전　　화   0505-613-6133
팩　　스   0303-0799-1560
홈페이지   www.happybook.or.kr
이 메 일   ksbdata@daum.net

값 17,000원
ISBN   979-11-5602-774-4   (13510)

Copyright ⓒ 이시형 · 선재광 2020

실리콘 밸리의 기적을 만든

강력한 규소의 힘과 그 의학적 활용

이시형 · 선재광 지음

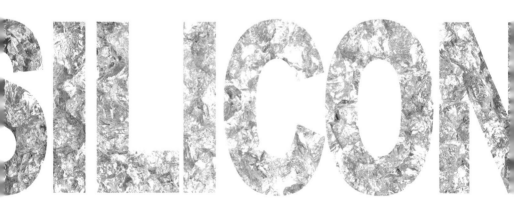

물과 규소야말로 생명의 근원이다

최신 의학과 화학, 물리학이 전하는 건강한 삶의 비밀

도서
출판 행복에너지

목차

● 프롤로그

한국은 IT에서 선두주자를 달리고 있다. 그 원조는 실리콘밸리에서 비롯된다. 현대사회의 기적을 이뤄낸 그 핵심이 실리콘, 즉 규소라는 사실이다. 20세기 근대문명은 규소에서 비롯되었다고 해도 과언이 아니다. 그러나 이것은 어디까지나 광물질로서의 규소이며 인체에 작용하는 규소는 수용성이어야 한다.

우리 인체의 중요한 부분은 모두 규소로 구성되어 있다. 규소는 쉽게 산화되지 않는 물질이기 때문이다. 심장이나 혈관, 장의 내막 그리고 에너지 생산 공장인 세포 내 미토콘드리아 등 신체의 중요한 기관들이 이에 해당된다.

따라서 선진국에선 이미 규소에 대한 의학적 연구가 활발하게 진행되고 있으며 일상생활에도 건강기능성분으로 높이 평가받고 있다. 이웃 일본도 10여 년 전 수용성 규소가 개발되면서 전문의학회가 설립되는 등 임상에도 널리 쓰이고 있다. 공동저자인 선재광 박사와 필자 역시 일본 규소의학회 회원으로서 그간 몇 차례 학회에 참석하였고 규소의 힘에 관심 있는 의사들 역시 증가하는 추세다.

특히 규소는 화장품, 건강의료용품에도 최근 널리 쓰이고 있다.

그러나 한국에선 규소가 거의 알려져 있지 않은 실정이라 우선 규소에 대한 이해도를 높이기 위해 설명 형식의 책을 쓰기로 합의했다. 선재광 박사는 그간 대중매체를 통해 규소를 알리는 데 큰 역할을 했다. 일본 규소의학회 회원이자 규소 관련 개발자인 金子 사장도 이 책이 완성되기까지 자료 송부를 비롯해 많은 협조를 해준 점 감사드린다.

특히 본서는 한의학 전문의와 서양의학 전문의의 공저라는 점이 특별하다. 서로에게 부족한 점이 상호 보완됨으로써 더욱 충실한 내용으로 거듭날 수 있었다. 시장이 확실치 않은 책을 출간해주시겠다고 선뜻 나선 도서출판 행복에너지 관계자 여러분께 감사드린다.

처음 접해본 분야에서 임상례나 검증, 실적이 충분하지 못한 점이 아쉽긴 하지만 관심 있는 독자들에게 규소의 중요성을 알릴 수 있다면 다행으로 생각한다.

이시형

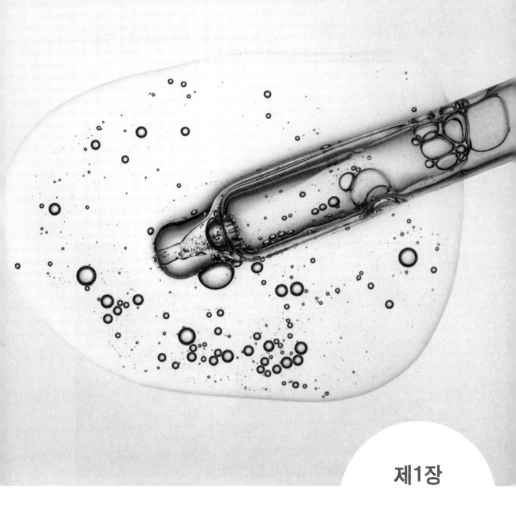

제1장

규소,
현대 사회에서
재조명되다

1   규소란 무엇인가?

흙의 제왕, 규소

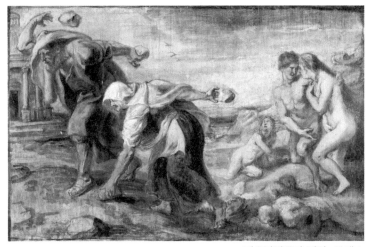

데우칼리온과 퓌라-루벤스

그리스 신화를 보면 태초에 인간들이 죄를 지어 올림포스의 신들이 모여 홍수로 타락한 인류를 쓸어버립니다. 이 홍수에서 유일하게 살아남은 사람이라고는 미리 방주를 만들어 대비한 프로메테우스의 아들 데우칼리온과, 그의 아내

퓌라뿐이었습니다.

지구상 유일한 인간으로 남은 부부가 다시 인류를 번성하게 만들기 위해 신탁을 찾아가 신에게 답을 얻고자 하나, 돌아오는 대답은 "어머니의 뼈를 등 뒤로 던지라"라는 대답뿐이었습니다. 그런 패륜을 저지를 수 없었던 부부는 하는 수 없이 대지의 뼈인 돌을 찾아 뒤로 던지게 되고, 이 돌은 다시 사람으로 변하여 인류는 예전처럼 번성할 수 있게 되었다 합니다.

이처럼 지구상 여러 민족들이 지닌 원시적 신화를 살펴보면 대체로 인간은 흙에서 나왔다고 말하는 경우가 많습니다. 아마도 은연중에 인체와 토양의 영향관계에 대한 인류의 집단적 무의식이 작용한 결과인지도 모르겠습니다.

일반적 상식으로 우리는 바위가 깨져 자갈이, 자갈이 깨져 모래가, 그리고 모래가 부스러져 흙이 되는 이치를 잘 알고 있습니다. 그런데 이때 흙의 원천이 되는 바위를 이루는 물질, 즉 조암광물 중 가장 많은 양을 차지하는 것이 바로 규산염硅酸鹽, Silicate이라는 사실을 아는 사람은 막상 많지 않습니다. 심지어 규소, 규산염 등의 단어를 생소해하는 분들도 많죠. '학창시절 화학 시간에 주기율표 어느 언저리에 있긴 했던 것 같은데….'하는 기억뿐이리고나 할까요?

규산염은 조암造巖 광물 중 가장 많은 양을 차지하는 광물질로, 규소와 산소 및 약간의 금속 원소로 이루어져 있습니다. 그리고 이 대목에서 우리가 건강을 위해 주목할 지점이 바로 규소입니다.

규소珪素의 건강 효과를 인정받아 수용성 규소가 탄생한 지 약 10여 년. 처음에는 모두가 무관심하던 시기가 분명 있었습니다. 그러다 최근 들어 건강에 대한 대한민국 국민들의 전폭적인 관심 고조와 함께, 이미 선진국에서 널리 보급되고 있는 수용성 규소를 이용한 건강 유지 방법이 궁금증을 자아내고 있습니다.

하지만 아직도 "규소가 어떤 물질인가? 무엇이, 어디에 어떻게 유용한 것인가?"에 관한 구체적인 정보는 많이 알려져 있지 않지 않습니다. 앞서 말했듯, 규소는 지구 자체의 주요 성분이라고 봐도 무방합니다. 우주 전체에서 가장 많은 것이 수소, 지구의 대기 중에 가장 많이 포함된 것이 산소, 지각에 가장 많이 들어있는 것이 규소입니다. 이 3대 원소 중에서 우리의 눈에 보이는 것이라고는 규소뿐이니, 우리는 규소로 둘러싸인 세상에 태어나 규소를 접하며 살아간다고 해도 과언이 아닙니다. 심지어 앞서 언급한 그리스 신화에는 과장이 덧붙여졌을 뿐, 우리 인체의 뼈에서도 규소가 발견되기도 합니다.

그러면 조금 기초적인 정보부터 살펴보도록 할까요?

지구상에서 산소 다음으로 많은 규소는 원소기호 Si, 원자 번호 14입니다. 열심히 공부해서 아직도(?) 주기율표를 기억하시는 분들은 대충 아시겠지만, 원자 번호 14가 되려면 주기율표에서 셋째 줄, 그러니까 전자가 2, 8, 4의 구성으로 이루어져야 합니다. 주기율표 셋째 줄, 3주기에 있는 원자들은 원자가전자原子價電子를 최대 8개까지 채울 수 있으니 규소는 그중 딱 절반인 4개를 채운 원소입니다. 때문에 전자를 내주기도 쉽고, 받아들이기도 쉬운 반도체의 성격을 지니고 있습니다.

쉽게 말해 창문 공사할 때 유리창 주변에 바르는 실리콘을 떠올리시면 이해가 빠를 것 같습니다. 끈적하게 아무 데나 들러붙기를 잘하는 실리콘이지만, 30분 정도 지나서 굳은 후 떼어내면 또 희한하게 잘 떨어지는 실리콘. 단단하게 고정된 것이 꼭 고체 같기도 하지만, 연필 깎는 칼만 가지고도 잘만 잘라지는 물렁하고 이상한 녀석이 바로 실리콘입니다. 이 실리콘이 바로 규소에 염소 등을 합성해 만든 것이죠. 또 규소에 산소 두 분자를 합성하면 이산화규소SiO_2가 되는데, 어릴 적 도시락반찬으로 꼭 싸가던 조미김 속에 들어있던 실리카겔 알갱이가 바로 이것입니다.

대기 탄소가 유기물의 세계에서 왕王이라면 규소는 무기물의 세계에서 왕 노릇을 하는 원소입니다.

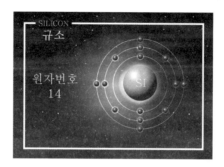

규소의 원자 구조

또 일명 흙土의 왕王이라고도 일컬어 자연계에서는 흙이나
바위 등에 포함된 광물(미네랄)의 일종이기도 합니다.

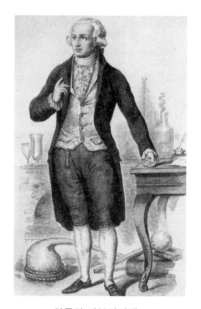

앙투안 라부아지에

처음 규소라는 물질을 발견한 사람은 18세기 프랑스의 화학자 앙투안 라부아지에입니다. 중고등학교 시절에 한 번쯤 이름을 들어보았을 테지만, 라부아지에는 산소라는 물질의 존재를 발견하고 질량 보존의 법칙을 발견하는 등 다양한 공적으로 '과학의 아버지'라 불리는 인물입니다.

　이후에 이 물질은 순수한 단체單體의 규소가 아니라 규소 화합물임이 발견되고, 그 후 화합물에서 규소가 단리單離됩니다. 이에 성공하여 순수한 규소의 존재를 세상에 알린 것이 1810년 스웨덴의 화학자 베르셀리우스입니다.

　자연계에서 규소는 보통 단독으로 존재하지 않고, 산소와 결합하여 규산(이산화규소: SiO2)으로 존재하는 것이 많지만, 최근 들어 가공기술의 발달에 힘입어 순도를 높이거나 다른 물질과의 화합물로 이용되고 있습니다.

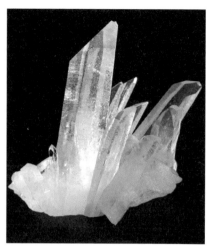
수정

　또 지구 지각의 주요 구성요소인 규소는 흙이나 모래, 돌, 바위 등 땅을 형성하는 물질입니다. 규소가 가장 많이 들어 있는 미네랄이 석영石英이며, 그중에서도 불순물이 거의 없이 순도 99% 이상으로 성장한 것이 수정水晶입니다. 이외에도 라듐 광석, 토르말린, 맥반석, 블랙 실리카 등 어떤 효능을 가진 돌의 대부분은 95% 이상의 비율로 규소를 함유하는 것으로 알려져 있습니다.

　이미 말씀드린 바와 같이 규소의 영어명은 실리콘silicon인데, 실리콘이라고 하면 반도체 제조업 강국인 대한민국으로서는 반도체밖에 먼저 떠오르는 것이 없을 테니 광물질(미네랄)로 이루어진 반도체나 태양광패널, 렌즈 등의 공업용소재를 먼저 연상하실지도 모르겠습니다. 때문에 인간의 건강이나 인체와는 동떨어진 인상을 주기도 합니다.

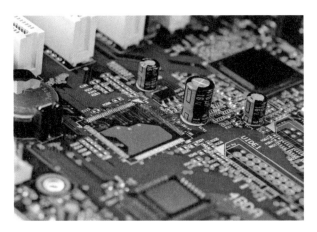
반도체

하지만 조금 더 생각해 보면 규소를 활용한 물질은 정말 다양하며, 정제 정도에 따라 인체에 전혀 무해하거나 오히려 건강에 유익한 규소가 있음을 알 수 있습니다. 우리는 '실리콘'이라고 하면 암석이나 수정의 형태, 혹은 실리콘을 이용한 물건들 정도만 생각하기 쉽습니다. 하지만 실리콘에는 여러 가지 형태가 존재합니다. 예를 들면 실리콘이 수용액에서 작은 입자로 발견되는 형태를 콜로이드 형태의 실리콘이라고 합니다. 이 실리콘 형태는 실리콘 분말보다 몸에 잘흡수됩니다. 여기서 더 작은 입자가 될 경우 유기 규소, 수용성 규소라고 불리는 형태가 됩니다. 이 형태의 실리콘은 광물이나 분말로 존재하는 실리콘과는 사뭇 달라 몸에 가장 잘 흡수되며 다양한 모습으로 신체 조직과 장기에 도움을 주고 있습니다.

 가장 가까운 사례로 우리는 최근까지만 하더라도 성형수술에 실리콘으로 된 제품을 사용해 왔습니다. 인체에 무해하며 피부 조직에 유착되지 않아 안전한 탓에, 현재에도 보형물 내부의 물질은 다양하게 식염수나 하이드로 겔로 변화하더라도 피막은 여전히 실리콘이 활용되고 있습니다. 또 최근 각종 식기나 조리도구에도 환경호르몬이 검출되지 않는 열에 강한 실리콘 제품이 활용되고 있는 점 역시 실리콘의 사용 범주와 형태가 얼마나 다양한지 알 수 있는 증거입니다.

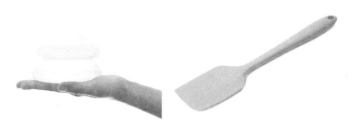

실리콘 보형물 및 조리도구

그리고 이 책에서 다루는 음용 가능한 수용성 규소 제품 역시 목적에 따른 조성 방법이 다르기 때문에 용도와 기능, 안전에 있어서 전혀 문제가 없음을 밝혀둡니다.

2 　지구상 동식물에 두루 분포

규소는 동식물에게 필수 미네랄

서양 사람들은 18세기 이전만 해도 딸기를 먹지 않았습니다. 물론 딸기가 없었다는 것은 아니지만, 도토리보다도 작은 딸기만 있었기에 먹을 만한 과일의 축에 끼지도 못했던 것입니다.

그러던 것이 프랑스의 식물학자이자 중령이었던 프레지어가 식민지 칠레에서 도입한 딸기가 육종에 성공해 제법 먹을 만한 오늘날의 딸기의 원조가 되었습니다.

그러나 필자의 어린 시절만 해도 딸기는 여전히 비싸기만 하고 별 볼 일 없는 과일이었습니다. 제법 커봤자 손가락 두 마디나 될까 말까요? 그러던 것이 최근에는 희한하게도 '설향'이라는 희한하게도 큼직하고 달콤한 딸기가 나와서 제대로 과일의 풍미를 자랑하고 있습니다.

그런데 바로 여기에도 수용성 규소가 한몫 단단히 하고

있습니다. 논산딸기시험장에서 설향 딸기를 대상으로 진행한 2014년 연구결과에 의하면, 딸기 역병 발생 전(4월, 9월) 규산칼륨(22.6mM, 3ml/L)이나 유기농업자재로 등록된 수용성 규소를 7일 간격 3회 관주처리(50ml/주) 시 무처리 대비 70% 이상의 역병 억제효과를 거두는 것으로 보고되었습니다. 이는 딸기 역병을 막는 무농약 방제에 수용성 규소가 적극 이용될 수 있음을 보여주는 사례입니다.

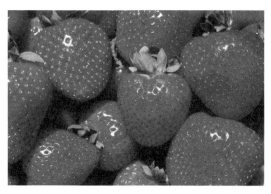

설향딸기

그런데 사실 이 실험은 인위적으로 수용성 규소의 성분을 특정해 강화한 후 딸기의 자체 면역을 증가시켜 역병에 대응하는 능력을 키운 것이며, 사실 이미 땅을 일군 밭에서 자란 모든 야채에는 뿌리에서 빨아들인 규소가 포함되어 있습니다. 그리고 이 야채 등의 식물을 음식으로 먹은 동물의 몸에도 역시 규소가 포함되어 있습니다. 물론 인간도 마찬가지입니다. 그리고 이 규소는 우리 인간의 몸에 매유 유익한 제3의 영양소라고 불리는 식물성 식이섬유의 주성분이 됩니다.

즉, 지구의 구성 요소인 규소는 땅에 자라는 식물과 그것을 먹는 인간의 몸을 만드는 중요한 구성 요소입니다. 결국 인간에게 규소는 필수 영양소이며 빼놓을 수 없는 중요한 미네랄입니다.

규소가 인간의 건강에 중요한 물질인 것은 19세기에 이미 밝혀져 있었습니다. 특히 세균학의 원조이며 백신을 개발해서 예방 접종을 세상에 전파한 파스퇴르는 일찍이 "규소는 치료계에서 큰 역할을 할 것이다."라고 말한 바 있습니다. 이것은 현대를 향한 예언이었을지도 모릅니다. 또 1811년 과학자인 푸르크루아Antoine Fourcroy와 보클랭Nicolas Vauquelin이 인간의 뼈에 규소가 존재하는 것을 처음으로 밝혔고, 오늘날에는 규소가 인간에게 필수 영양소이며 필수 미네랄이라는 것을 알게 되었습니다.

아울러 20세기에 성호르몬 연구로 1939년에 노벨상을 수상한 독일의 생화학자 아돌프 부테난트Adolf Butenandt 역시 "규소는 현재에도 아주 먼 옛날에도 생명발생에 결정적으로 관여하고 있고 생명유지에 필수적이다."라고 말하였습니다.

또 일본에서는 지난 2008년 권위 있는 과학자들과 의사들로 구성된 '규소과학학회'가 발족, 매년 학술발표회를 진행하며 규소에 대한 보고와 연구 등을 활발하게 진행하고 있습니다.

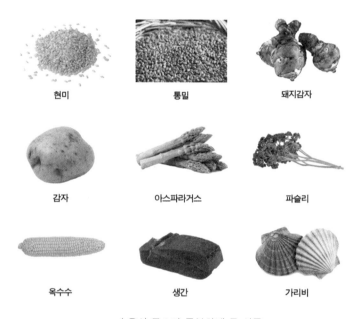

수용성 규소가 풍부하게 든 식품

문제는 섭취방식과 섭취량입니다. 비근한 예로 현대인들은 비타민을 많이 찾습니다. 평균적으로 시중에 흔하게 파는 비타민C 1000㎎ 한 정은 레몬 14개에 맞먹는 비타민이 포함되어 있습니다. 그러면 천연 레몬 14개를 먹으면 비타민 1000㎎ 한 정을 먹은 효과가 날까요? 결코 그렇지 않습니다. 중요한 것은 섭취량이 아니라 흡수율입니다.

수용성 규소수 역시 마찬가지입니다. 과장하여 말해, 규소가 우리 몸에 좋다고 평소에 차돌을 끓여먹으면 규소가 우리 몸에 흡수될까요? 아니면 규소가 흙의 주성분이니 그냥 땅에서 자란 곡물들이나 골고루 잘 먹으면 우리 몸에 흡수가 될까요?

안타깝지만 규소 함량이 높은 현미, 통밀, 콩, 다시마 등을 먹어도 흡수율이 낮기 때문에 충분한 양을 보충할 수는 없습니다. 게다가 식품에 포함된 규소 중 많은 양은 음식이 되기 위한 가공 과정에서 손실됩니다. 통밀은 규소 함량이 매우 높은 식품 중 하나지만 밀가루로 가공되는 과정에서 대부분의 규소가 소실됩니다. 그것이 바로 선진국이 흡수율 좋게 수용성 규소수를 정제·가공해 평소 음용하거나 간단한 상비약의 대용으로 준비해 두는 이유입니다.

3   인간의 몸에 골고루 존재

인간이 생명 유지 메커니즘을 유지하기 위해서는 유기물과 무기물을 원활하게 흡수하고 활용하는 작용이 활발하게 이루어져야 합니다. 여기에서 유기물을 흡수·활용한다 함은 곧 산소를 섭취하고, 유기화합물의 형태를 지닌 여러 음식물들을 산화시켜, 그 속에서 탄소를 분리하고 에너지를 발생시키는 과정을 말합니다. 이를테면 우리의 몸은 한의학에서 말하듯 하나의 우주이기도 하지만, 그 우주가 에너지를 생성해 내는 과정을 살펴보면, 우리 주변 가까운 사물에 비유하건대 유기물을 태운다는 점에서는 마치 화력발전소와 흡사한 면이 있습니다.

그러면 유기물이 아닌, 무기물을 대표하는 규소는 도대체 무엇에 관여할까요? 결론부터 말하자면 규소는 발전소 내 모든 부품의 공급지이자 설비의 관리자입니다. 규소는 선신의 세포를 만드는 가장 기본적 물질이며 신진대사를 주관하고 생명을 연장하는 다양한 역할을 적극 수행합니다. 따라서 규소가 없으면 신체의 전반적 기능이 잘 작동하는 데 심대한 차질을 빚게 됩니다.

규소는 체내로 들어갔을 때, 상처 받은 세포를 복구하고, 새로운 세포를 만듭니다. 혈관의 상처를 복구하고 재생시켜 유연하고 튼튼한 혈관의 재료가 됩니다. 림프 면역기관인 흉선은 아기 때에는 신장身長에 비해 상당히 큰 편이지만, 노화와 함께 쇠퇴하여 사라지다시피 합니다. 흔히들 갓난아기는 감기 같은 병에 잘 걸리지 않는 것을 보게 되는데, 이 흉선의 기능이 활발한 탓도 있을 것입니다. 그러나 나이가 들어갈수록 흉선은 점점 쪼그라들고, 그에 따라 면역도 점점 약해질 수밖에 없습니다. 하지만 규소는 흉선의 재생을 돕고 새로운 면역세포의 생산을 도와줍니다. 마찬가지로 중요한 면역조직인 장관腸管의 재료가 되기도 합니다.

원활하게 가동되는 발전소에서 화력에 못지않게 중요한 것이 바로 튼튼한 파이프라인으로 에너지를 관리, 공급, 전달하는 일입니다. 규소는 이를 위해 인간 몸의 구석구석에 퍼져 충실한 관리자가 되어줍니다.

하나의 원소인 규소는 인체의 중요한 소재입니다. 혈관, 림프절, 흉선, 폐, 뇌, 간, 신장, 뼈, 피부, 손톱 등 규소가 포함되지 않은 장기 조직은 없다고 할 수 있습니다. 또한 세포 내부 미토콘드리아의 재료가 되고 기능을 강화시키기도 합니다. 이 외에도 인간의 몸에서 규소 부족이 계속되면 다음의 문제가 발생되기 쉽습니다.

- 손톱 깨짐
- 치매 진행, 악화
- 노화 진행에 의한 주름, 기미
- 모발 끊어짐, 백발, 적은 머리숱
- 편두통, 정맥류, 동맥경화, 발기부전

결국 규소는 인간의 모든 조직, 장기의 성분이며 규소 부족이 각종 질병이나 건강문제, 노화의 원인이 됩니다.

그러나 반대로 생각하면 규소를 부족하지 않게 섭취함으로써 이러한 문제를 미리 방지하고, 질병을 예방하며, 건강을 회복할 수 있다는 것입니다. 단적으로 현대인들의 세 명 중 하나는 걸린다는 암 역시 규소를 꾸준히 섭취함으로써 예방할 수 있습니다.

리하르트 볼프트(호주/식물학자)

"쇠뜨기를 차로 끓여 마시면 쇠뜨기에 함유되어 있는 규소가 세포를 활성화시키고, 암세포를 파괴하여 암의 성장을 억제한다."

규소가 암에 좋다는 것을 발표한 사람은 호주의 식물학자 '리하르트 볼프트'입니다. 그는 규소가 포함되어 있는 쇠뜨기를 차로 마시면 쇠뜨기에 포함된 규소가 세포를 활성화하고 암의 성장을 억제하여 암세포를 파괴해 버리는 것도 가능하다고 발표하였습니다.

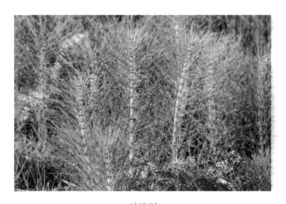
쇠뜨기

전해지는 이야기로는 원자폭탄이 떨어져 폐허가 됐던 일본 히로시마에서 가장 먼저 새싹을 틔운 것이 쇠뜨기였다고 합니다. 방사능의 열선을 피할 수 있을 정도로 뿌리가 땅속 깊이 뻗어있기 때문이랍니다. 그만큼 강인한 생명력을 지닌 식물이어서 제거하기 매우 어려운 잡초이기도 합니다.

또 쇠뜨기만큼이나 규소를 많이 포함하고 있는 식물로 국내에서는 억새풀을 들 수 있습니다. 그리고 이들 식물을 끓여 장기적으로 복용함으로써 규소를 평소에 충분히 공급받으면 스트레스를 일으키거나 암 등 질병의 원인이 되는 활성산소로부터 세포나 유전자의 손상을 미연에 방지할 수 있습니다.

한편 건강하곤 조금 거리가 있는 이야기지만 규소에 관련된 재미있는 연구가 있습니다. 바로 우리가 흔히 '파마'라고 부르는 헤어 퍼머넌트 작업 시 규소를 사용하는 것에 대한 연구입니다.

현대 사회에서 여성은 물론 남성분들 중에서도 헤어 퍼머넌트를 경험해 본 분들은 매우 많을 것입니다. 헤어 퍼머넌트는 다양한 머리스타일을 오랫동안 구현 가능하게 해주기에 이미지 변신을 꿈꾸는 사람들에게 인기가 높지만 약제 및 시술법의 특성상 모발손상 문제가 항상 지적되는 분야입니다. 특히 물리적 열처리가 위주였던 초기의 퍼머넌트 시술법에 비해 화학적 처리의 비중이 높아지면서 모발 손상의 강도가 강해지는 게 큰 문제로 떠오르고 있는데요. 헤어 퍼머넌트에 의한 모발 손상의 문제를 해결하기 위해 규소의 강력한 환원력을 활용하는 아이디어가 개발되고 있습니다.

해당 연구에서는 규소 수용액을 헤어 퍼머넌트 약재에 첨가하여 웨이브 시술 시 형상, 퍼머넌트 모발의 길이 변화, 웨이브 유지율, 강도 및 모발 표면의 변화 등의 평가를 시행했는데요. 이를 통해 규소 수용액이 모발 손상을 막고 더 나은 퍼머넌트 결과를 이끌어낼 수 있다는 결과를 얻었다고 하니 흥미로운 대목입니다.

위에서도 규소가 잘 끊어지는 모발, 적은 머리숱, 빠른 백발화를 막는 데에 좋은 결과를 보여주고 있다는 연구결과가 있는데 규소의 환원력이 우리 몸에 어떤 영향을 끼치는지 뚜렷하게 보여주는 대목이라는 생각이 듭니다.

대머리나 백발의 주된 원인은 모근에 영양을 운반하는 모세혈관이 노화되어 없어지면서 모근세포가 영양실조 상태에 빠지는 것입니다. 두피의 피지선에서는 반유동성의 지방물질이 분비되는데요. 연령이 증가함에 따라 더욱 다량으로 분비되어 응고되고 모근을 묻어버릴 수 있습니다. 이러한 이유로 모두가 나오지 않게 되어서 탈모나 대머리가 되기도 합니다.

수용성 규소 농축용액을 음용하면 혈관세포가 강화되며 혈관연령이 젊어집니다. 규소는 혈관을 이루는 중요한 주

재료이기 때문입니다. 강해진 혈관을 통해 모근세포에 영양소가 들어가 모근세포가 부활합니다. 또 두피에 쌓인 지방성물질을 규소가 분해해 주는 동시에 부족한 모세혈관을 재생시켜 지속적으로 모근에 영양소를 공급합니다.

수용성 규소수를 마시는 동시에 두피에 스프레이 후 마사지해 주면 규소의 강력한 침투력으로 효과가 상승됩니다. 샴푸나 린스에 희석해서 사용하면 탈모의 원인 중 하나인 계면활성제 및 방부제의 성분을 중화시킬 수 있으며 발모제 사용 시 그 효과 또한 증진시킬 수 있습니다.

4 　규소의 항산화력과 알려진 이용 방식

　한의학에서는 약식동원藥食同源이라는 말을 종종 합니다. 약과 음식의 차이는 결국 섭취 방식과 양의 문제이지 근원은 동일할 뿐입니다. 문제는 조화와 균형의 지점을 찾아 회복시켜 주는 것입니다.

　산소 역시 마찬가지입니다. 우리 생명에 필수불가결한 것이 산소이며, 지구상 대기의 21% 정도를 차지합니다. 그리고 3분만 산소가 결핍되어도 대부분 사람의 뇌는 손상을 받습니다.

　묻지도 따지지도 않고 오로지 숨만 쉬어도 발생하는 독소가 바로 활성산소다. 어쩔 수 없이 생기는 산소 활용의 부산물이랄까?

그러면 이렇듯 필수적인 산소가 넉넉히 한 4~50% 정도 대기 중에 있으면 더욱 건강해지지 않을까요? 그렇지는 않습니다. 대기 중 21%의 산소를 활용하고 나면 우리 몸속에는 약 2% 정도의 활성산소가 생깁니다. 사람이 평균적으로 1분에 약 20회 정도의 호흡을 한다고 치면, 평균적인 폐활량을 1회에 500cc 정도로 계산할 때 1분만 숨을 쉰다고 해도 10,000cc 정도의 공기를 흡입하는 셈이 됩니다. 그런데 이 중 약 21%가 산소이니 대략 2100cc 정도는 될 것입니다. 그리고 다시 여기에서 2%이니, 분당 활성산소 발생량은 42cc가 됩니다.

그런데 최근 활성산소의 피해에 대해 언급되는 일이 많아졌습니다. 산소는 생명에 중요한 물질이지만 활성산소는 인체의 다양한 부위를 손상시켜 질병과 노화의 큰 원인이 되어버리기 때문입니다.

신체의 모든 기능이 노화되어 감에 따라 대략 20세 정도를 정점으로 점차 활성산소를 제거하는 힘도 쇠퇴합니다. 그러면 건강에도 자주 문제가 발생하고 생활습관병에 걸리기도 쉬워집니다.

예를 들어, 고혈압, 암, 당뇨병, 동맥경화 등 생활습관병은 활성산소가 세포막 또는 그 안에 있는 유전자를 손상시킴으로 인해 발생합니다. 이러한 질병을 예방하기 위해서는 생활습관을 바꿔 활성산소가 많이 발생하지 않도록 하는 것, 그리고 항산화물질, 즉 산화 방지 물질을 적극적으로 보충하여 활성산소에 의한 산화를 방지하는 것이 중요합니다. 바쁜 현대인의 생활은 활성산소를 증가시킵니다. 일에 부대껴 시간에 쫓기고 수면부족이 되면 활동량에 비해 산소의 섭취가 증가하며 활성산소가 많이 발생합니다. 또한 많이 일하면 피로가 쌓여 수면 부족이 피로회복을 방해할 뿐만 아니라 항산화능력도 저하됩니다.

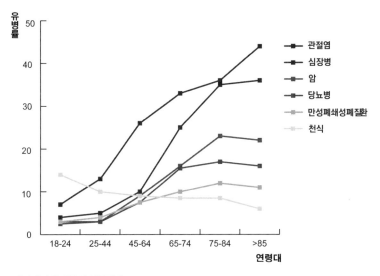

연령대와 유병률의 상관관계
(출처: William MacNee, Roberto A. Rabinovich, Gourab Choudhury, 「Ageing and the border between health and disease」, 「European Respiratory Journal」, 2014.)

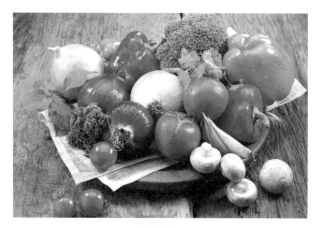
컬러푸드

　더구나 바빠서 만족스러운 식사를 못 하면 항산화물질이 되는 야채 등의 식품도 섭취하지 못합니다. 대개 항산화를 위해서는 빨강, 노랑, 초록, 검정, 흰색, 적자주색 등을 띠는 컬러푸드 채소가 좋다고 합니다. 하지만 대부분의 직장인들은 컬러푸드는 커녕 제때 아침조차 못 먹고 저녁에는 지나친 음주나 하지 않으면 다행인 상황입니다. 게다가 끼니가 가공식품이나 외식뿐이면 거기에 함유된 첨가제 등 화학물질로 활성산소가 발생합니다.

　또한 긴장이 계속되어 신경을 거스르는 스트레스는 몸과 마음의 위험 신호이므로 뇌가 이에 대항하기 위해 코르티솔이라는 호르몬을 분비합니다. 코르티솔은 혈낭을 높여 혈압을 올리고 스트레스를 이기려고 하지만 그때 대량의 활성산소가 발생합니다.

담배의 니코틴과 타르도 매우 독성이 강한 활성산소를 발생시켜 항산화물질인 비타민을 파괴합니다. 특히 담배 속 타르에는 40종 이상의 발암물질이 포함되어 있고, 이 물질들이 태워지는 과정에서 생성되는 또 다른 파생물질들은 그 영향이 어떠한지 미처 다 밝혀지지도 않은 상태입니다.

가장 당황스러운 것은, 건강해지려고 열심히 운동을 해도 활성산소는 더욱 많이 발생한다는 점입니다. 운동을 할 때에는 숨을 더 많이 들이마시게 되어 산소를 많이 소비하게 됩니다. 그런데 이 과정에서 몸에 스트레스가 가해져 활성산소 역시 많이 발생하는 현상을 낳습니다. 건강해지려고 운동을 했는데 오히려 활성산소의 피해를 입는 아이러니한 상황이 연출되고 맙니다.

이상과 같이 현대인을 둘러싼 환경에는 식사에도 생활습관에도 활성산소가 넘쳐날 요인들이 곳곳에 있습니다. 때문에 현대인의 건강법 중 하나로 초미의 관심을 집중시키는 것 중 하나가 바로 활성산소에 대항하는, 즉 항산화력을 높이는 비법입니다.

선진국에서는 이미 고령화가 진행되어 병원을 다니는 사람이 매우 많아졌습니다. 경제개발과 함께 환경 악화도 진행되어 생활 패턴은 복잡해지고 건강 유지가 어려워졌기 때문입니다. 의학이 발달하고 있지만 난치병은 오히려 증가하고 있다고 해도 과언이 아닙니다. 여기에서 가장 주목받고 있는 것은 항산화력 물질입니다.

사과에 들어 있는 빨간색이 반도체 생산에 도움을 줄 수도 있다는 사실을 아시나요? 사과, 딸기, 가지, 포도 등 붉은색이나 보라색을 띄는 과일에 함유된 색소인 안토시아닌 Anthocyanin은 강력한 항산화 물질로 알려져 있는데 안토시아닌을 이용해 반도체 신소재의 산화를 막고 더 발전된 반도체 생산을 할 수 있도록 돕는 기술이 연구된 바 있습니다. 앞에서 언급한 것처럼 컬러푸드가 우리 몸의 노화를 방지하고 조직에 생기를 불어넣는 힘이 있는 것도 바로 이 안토시아닌의 항산화력 덕분입니다. 강한 항산화력은 세균의 번식을 억제하기 때문에 바이러스와 박테리아를 약화시키는 힘이 있습니다. 그리고 이는 곧 살균력, 정균력, 정화력으로 이어져 결과적으로 면역력을 향상시킵니다. 때문에 신체의 항산화력이 활발하면 활성산소에 의한 상처나 염증을 억제하는 소염 능력이 강해지고, 상처를 치료하는 재료가 되기 때문에 세포활성 기능도 탁월합니다.

그런데 이 모든 강력한 항산화력을 한 몸에 갖춘 물질 중 하나가 바로 규소이다. 규소는 강한 항산화력으로 전신의 장기, 조직이 활성산소에 의해 산화되는 것을 방지할 수 있다.

이미 살펴보았듯 나이가 듦에 따라 스트레스, 유해물질 등으로 장기 조직이 손상당해 잘 기능하지 않게 되면 질병이 발생합니다. 그런데 여기에 규소를 공급함으로써 병든 부분의 복구가 이루어지면 기능이 회복되며 치유의 길이 열립니다. 규소는 조직, 장기의 재료일 뿐만 아니라 낡은 것, 유해한 것을 제거하고 세포를 재생시키는 기능도 갖추고 있기 때문입니다.

하지만 체내의 규소 함유량은 나이가 들면 점차 감소합니다. 이와 더불어 항산화 능력도 점점 저하됩니다. 규소가 많은 식품을 먹는 것도 차선책일 수는 있겠습니다만, 식품으로 섭취하는 것만으로는 충분하다고 할 수 없습니다. 자연 상태에서 규소의 인체 흡수율과 최근 들어 더욱 인체에 스트레스를 유발하는 외부환경 요인도 고려해야 합니다.

아무리 천연적으로 규소가 많은 식품을 섭취한다 해도 인체의 본래적 항산화력과 식사로 섭취하는 항산화 물질만으로는 현대사회의 극도화된 산화 스트레스에 쉽게 맞서지 못

합니다.

따라서 심신에 좋은 항산화 물질을 특별히 보충해야 할 필요가 있습니다. 이때 최적의 해결책 중 하나가 바로 수용성 규소수를 평소 음용하거나 수용성 규소가 많이 들어있는 식품을 섭취하는 것입니다.

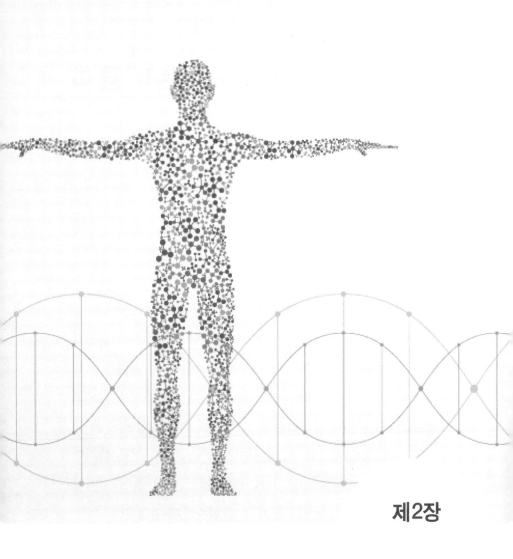

제2장

인간의 몸 곳곳에
필수적인 규소

1 규소의 본질과 기본적 효과

규소의 본질

    1800년대 후반 일본에서 발생한 오모토 교라는 신흥 종교가 있습니다. 전쟁과 제국주의의 혼란기 속에서 만민평등과 세계평화를 주창하면서 어려운 민초들의 적지 않은 호응을 받은 바 있는 이 종교에는 독특한 것이 전해져 내려오고 있습니다. 바로 '오츠치'라고 불리는 교주의 특별한 흙을 통해 온갖 병을 치료할 수 있다는 가르침입니다. 언뜻 듣기에 허무맹랑한 말인 것 같지만 인간에게 있어서 흙이 얼마나 중요한 존재인지 알려주는 대목이라는 생각이 듭니다.

    한편 미국 항공우주국NASA에서는 방사선에 끊임없이 노출되어 있는 무중력의 우주 환경에서 골다공증에 노출되기 쉬운 우주비행사를 위해 콜로라도강과 그 주변 암석군의 자연력이 만든 몬모릴로나이트(규산염점토광물)를 우주식으로 채용하여 칼슘 패러독스를 해결한 바 있습니다. 이러한 사례들을 보면 흙이야말로 생명의 본질이라고 하는 이야기가 단순히 종교적인 비유가 아니라 실제로 과학적인 근거와 효과를 가진 설명이라는 것을 알 수 있습니다.

생명은 과연 어디서 태어났을까요? 사람들은 신화, 종교, 과학 등 다양한 분야에서 이 궁극적인 질문에 대한 자문자답을 거듭하며 과학적, 철학적으로 논의를 심화시키고 있지만 여전히 확실한 최종적 결론은 나오지 않았습니다. 그러나 현재로서는 "무기물에서 유기물이 만들어져 유기물의 반응으로 생명이 탄생하였다"는 생체형성의 '물질·과학 진화설'이 생물학자를 비롯한 많은 자연과학자의 지지를 받고 있습니다.

이러한 '물질·과학 진화설'에는 러시아의 생화학자 오파린 박사가 제창한 '코아세르베이트' 생명탄생모델을 비롯하여 미국의 해럴드 유리, 스탠리 밀러의 유기화합물 창출이론과 실증실험, 더 나아가 존 버널이 주창한 "점토 계면에서 아미노산 중합반응이 일어난다."고 하는 '점토설' 등이 있습니다.

여기서 생명의 기원을 분리시켜서 현재적인 현상 차원에서 버널의 점토설을 보면 '생명의 건강'을 연구하는 구체적인 특이 관점의 암시로 받아들일 수 있습니다. 즉 점토의 근간이 되는 '수용성 규소'가 가지고 있는 속성, 즉 생명체를 구축하고 활성화시킬 수 있는 표면음전하력, 생명체를 유지할 수 있는 항상성, 물의 수소결합을 컨트롤할 수 있는 능력과 강력한 촉매 능력 등이야말로 생명이 탄생하는 데에 꼭 필요한 근간이라고 할 수 있는 셈입니다.

규소의 효과 – 생체의 물

생체 속에 있는 70%의 물 중, 약 60%가 일반적으로 자유롭게 순환하는 물이며 약 10%는 세포 주변에 붙어있는 물입니다. 이 중 규소$_S$에 산소가 4개 달라붙어 물분자$_{H_2O}$의 수소$_H$ 하나와 전기적으로 결합하여 만들어진 것이 결합수입니다. 세포 주변의 결합수는 −80℃에서도 안 얼지만 그 옆에 있는 층의 물이 −10℃ 정도에서 얼고 그 바깥쪽에 있는 물인 자유수는 0℃에서 업니다. 체내에 규소가 들어가면서 규소에 의해 결합수가 생기면 단순 자유수에 비해 치환 회전율이 빨라 동결온도가 낮아지기 때문에 몸의 근간을 개선하는 효과가 있는 것입니다.

또한 수용성 규소는 자체 무게의 약 300배에 달하는 물과 결합할 수 있으며 물이 아무 이유 없이 신체 밖으로 방출되는 것을 막아 여러 가지 효과를 발휘합니다. 물 분자의 치밀성과 질서를 정돈하여 밀도로 인한 온도 변동을 억제하며 유전율을 아임계수 수준으로 낮추어 생체에 흡수되기 쉬운 물로 만들어 줍니다. 또한 '물의 생명'이라고 할 수 있는 수소결합을 자유자재로 컨트롤하여 어떤 물질에도 침투·용해 가능하게 만들어줍니다.

　　규소의 이러한 본질은 체내의 지방을 녹여 다이어트나 혈관질환 개선에도 영향을 미칩니다. 체내에서 지방을 녹이기 위해서는 기름과 합칠 수 있는 유기물 유전율이 낮은 물을 만드는 것이 중요한데 수용성 규소UMO가 포함된 콜로이달 물은 유전율이 20 전후로 낮고 비중도 $1.0g/cm^3$를 넘기 때문에 지방과 잘 섞여 결과적으로 기름을 녹이는 것이 가능해집니다. 물 속에 포함된 규소에 의해 물분자의 수소결합이 조절됨으로써 보다 더 강한 힘으로 당겨져 분자가 가까워짐으로써 폭이 좁아져 밀도가 1.0이 넘어가기 때문입니다.

　　또한 수용성 규소는 고분자유기물을 분해하는 데 있어서 강력한 촉매의 역할을 합니다. 탄닌산, 알긴산, 다당류 등의 축합, 중합 고분자물질을 분해하는 힘이 큰데 이를 통해 식품 첨가물이나 고분자물질이 포함된 폐수의 정화에 규소가 큰 도움이 된다는 실험 결과가 보고되고 있습니다.

여기에 근거하여 수용성 규소를 섭취하면 소화를 잘되게 하며 장내 환경을 정돈하고 결과적으로 배변활동이 좋아져 악취가 줄어든다는 의학적 연구들이 이어져 보고되고 있습니다. 생명체의 소화과정과 미생물이 폐수를 유기물 처리하는 이화작용이 근본적으로 같은 기능이라는 걸 이용한 셈입니다.

2 칼슘이 서 말이라도 규소가 필수다 - 뼈의 핵심, 규소

규소의 존재가치가 빠르게 인정받는 부분은 특히 뼈 건강에 대해서입니다. 흔히 뼈를 이야기하면 칼슘을 떠올리는 사람들이 많을 것입니다. 분명 뼈의 성분 중에 가장 많은 것은 확실히 칼슘으로, 인이나 다른 것들과 함께 무기질 부분이 전체의 65%를 차지하고 있습니다. 나머지 35% 중 10%가 수분, 25%가 유기질이며, 이들은 주로 콜라겐의 형태로 존재합니다.

흔히들 콜라겐이라고 하면 여성들이 피부를 위해 찾는 대표 물질로 인식합니다. 그런데 콜라겐은 피부만이 아니라 양적으로는 적지만 뼈의 구조를 형성히는 데에 중요한 물질입니다.

콜라겐은 단세포 생물에서는 볼 수 없으나, 다세포 동물에게는 반드시 존재하며, 특히 포유류의 경우 몸의 총 단백질 중 25% 가까이를 구성하고 있습니다.

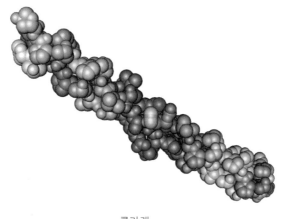

콜라겐

콜라겐 분자는 3개의 알파(α) 사슬이라 불리는 폴리펩티드가 규칙적으로 얽혀 길이 약 300㎚, 지름 1.5㎚의 3중 나선 로프 모양을 이루고 있습니다. 그리고 이 콜라겐 분자가 동일 방향으로 머리를 나란히 하여 불규칙하게 배열된 것이 바로 콜라겐 섬유입니다. 이 콜라겐이 뼈의 형성에 있어 구조단백질, 즉 골격 단백질로서 마치 건물의 기둥과 같은 역할을 하고 있으며, 그 사이사이를 칼슘이 메우고 있습니다. 바로 건물의 철근이라 할 수 있는 것이 콜라겐이고 내부 골

재나 벽면에 해당하는 회반죽, 콘크리트 부분의 역할을 하는 것이 칼슘입니다.

나이가 들어감에 따라서 뼈가 텅텅 비어가는 골다공증이라는 병이 있습니다. 이것은 모두 뼈에서 칼슘이 녹아 빠져나가기 때문에 발생합니다. 그렇다고 칼슘만 대량으로 보충하면 되는 것은 아닙니다. 뼈 조직의 콜라겐이 충분하고 적당한 유연성이 있어야 합니다. 유연한 콜라겐과 풍부한 칼슘이 있어야 비로소 튼튼하고 좋은 뼈가 만들어집니다.

그렇다면 뼈를 위해서는 콜라겐을 많이 섭취하는 것이 좋은 것일까요? 사실 이것도 정답이라 할 수 없습니다. 콜라겐을 구성하는 아미노산은 종류가 적기 때문에 콜라겐의 다량 섭취는 영양의 균형을 무너뜨립니다.

이때 필수적으로 등장해야 하는 해결사가 규소입니다. 좋은 뼈를 만들기 위해서는 콜라겐과 아미노산, 칼슘과 같은 재료, 그리고 이들을 잘 접착시키는 규소가 필요합니다. 규소는 섬유질의 콜라겐과 칼슘을 접착시켜 이른바 골밀도를 높여줍니다. 콜라겐의 유연함과 칼슘의 견고함이 잘 양립하여 양질의 뼈가 완성되는 것이죠.

이를 위해 동물의 신체 중 특히 뼈에는 규소가 많이 함유되어 뼈가 성장하고 성숙해지는 데 중요한 역할을 하고 있습니다. 예컨대 동물 실험에서 규소가 결핍될 경우 다양한 문제가 발생하는 것이 밝혀져 있습니다.

가령 닭을 규소 부족 상태에서 사육하면, 볏이나 피부 점막, 다리 부분의 창백, 관절 형성 부전, 두개골의 이상 등 다양한 성장 장애를 일으키는 것이 발견되었습니다.

또 쥐의 경우에도 규소 부족 상태가 계속되면 뼈의 성장 장애, 골화化骨와 골피질骨皮質의 이상 등 다양한 성장 장애가 발생합니다. 이러한 과학적인 실험이 반복되고 규소의 중요성이 밝혀지면서 인간에게도 규소는 필수 영양소임을 알게 되었습니다.

3 프레이밍햄 대규모 '코호트 연구'

미국 프레이밍햄 지역에서 대규모 코호트 연구Cohort study가 있었습니다. 코호트 연구라는 것은 특정 지역 집단을 대상으로 같은 조사를 장기간 계속하여 변화하는 특징 등을 알아내는 것입니다. 특히 프레이밍햄 코호트 연구는 매사추세츠에 있는 프레이밍햄이라는 지방도시에서 주민들을 대상으로 1940년부터 실시된 건강 조사입니다. 당시에는 주로 식생활이 건강상태에 어떤 영향을 미치는지 파악하기 위해 혈압, 혈청, 지질脂質 등을 대상으로 조사하였죠.

그리고 한 세대가 지난 후인 1970년대에는 영미합동연구팀이 이 연구에 참여한 사람들의 자녀를 대상으로 프레이밍햄 자손 연구Framingham Offspring Study를 시작하여 30세부터 87세까지의 남녀 약 2,800명을 대상으로 식생활과 건강상태를 다시 조사하였습니다.

그중에서 특히 식사에 들어있는 규소의 함량이 골밀도에 미치는 영향을 조사하기 위해 척추〔요추腰椎〕나 사타구니 뼈〔대퇴골경부大腿骨頸部〕의 골밀도를 조사하였습니다. 그 결과 남성과 폐경 전의 여성은 규소 섭취량이 많을수록 대퇴골 경부의 골밀도가 높은 것을 알 수 있었습니다.

규소 섭취량이 1일 40mg 이상인 그룹은 1일 14mg 이하인 그룹보다 10%나 골밀도가 높다는 결과가 나왔습니다. 또한 식사로 얻는 칼슘 섭취량의 차이에 따른 골밀도의 차는 가장 많은 그룹과 가장 적은 그룹을 비교했을 때 겨우 5%에 불과하였습니다.

그 결과에 따라 2004년 4월에는 "인체의 뼈 성장에는 칼슘뿐만 아니라 규소도 필요하며 그에 따라 양질의 뼈가 된다."라고 발표되었습니다. 이 조사는 그때까지 명확하지 않았던 규소의 건강이나 인체에 대한 효과를 처음으로 밝힌 연구로서, 그 이후의 규소 연구가 비약적으로 성장하는 계기가 되었습니다. 규소가 전신의 건강에 필수적인 물질이라는 것이 이 연구로 명확해진 것입니다.

성장기 아이들의 뼈 성장이나 고령자의 골다공증 예방에 지금까지는 칼슘제의 보충이 대표적이었습니다. 그러나 사실은 칼슘과 마찬가지로 골격이 되는 콜라겐의 질을 높이는 규소도 중요한 것입니다.

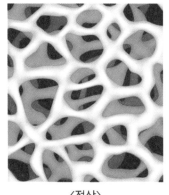 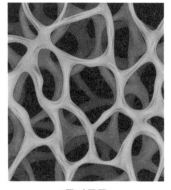

〈정상〉　　　　　　　　　〈골다공증〉

골다공증 환자의 뼈

앞서 말한 프레이밍햄 자손연구에서도 알 수 있듯이 규소 섭취량으로 인해서도 골밀도가 완전히 달라집니다.

예컨대 또래여도 뼈가 단단하고 골밀도가 높은 사람이 있는가 하면, 뼈가 텅텅 비어 허리가 굽은 사람도 있습니다.

또 젊다고 하여 골밀도에 대한 걱정을 내려놓을 수도 없습니다. 최근에는 과도한 다이어트 및 피임을 위한 호르몬제 복용 등으로 골밀도가 낮은 젊은 여성들도 종종 볼 수 있습니다.

그러나 아무래도 가장 걱정스러운 것은 고령자입니다. 특히 고령자는 칼슘과 같이 규소가 감소하여 골다공증에 걸리기 쉬워집니다. 골다공증이 되면 뼈가 텅텅 비이 부러지기 쉬운 상태가 됩니다. 그리고 고령자에게 골절은 와병생활의 계기가 될 가능성이 매우 높습니다. 특히 대퇴골 골절은 대표적인 고령자골절 중의 하나로서, 발병 연령은 60세 이상이며, 평균적으로 약 70세 전후에 많이 발병하는 것으로 알려져 있습니다. 그리고 대퇴골 골절환자의 대부분은 고도의 골다공증 환자로서 사소한 충격에도 뼈가 꺾이거나 손상되어 높은 사망률과 후유증으로 이어집니다.

이전에는 같은 연령에 따라서도 다양한 골밀도의 차이가 체질이나 운동, 라이프스타일, 평소 식사로 칼슘을 잘 섭취하고 있는지 아닌지 정도의 요건으로만 갈리는 것이라고 생각해 왔습니다. 하지만 프레이밍햄 조사에서도 알 수 있듯, 여기에는 특히 규소가 결정적 역할을 하고 있습니다.

따라서 칼슘뿐만 아니라 평소에 의식적으로 규소가 풍부한 음식을 먹고 때로는 규소 자체의 보조식품을 섭취하는 등 규소 부족을 보충할 필요가 있습니다.

4

혈관 튼튼, 규소 탄탄
– 전신 혈관의 재료

　규소가 부족하면 뼈가 약해져 혈관이 탄력을 잃고 감염증이나 암과 싸우는 면역력이 약해져 버립니다. 생존을 위한 에너지 생산에도 차질을 빚습니다.

　앞서 말했듯 규소는 우리 몸의 부품 공급자이자 시설관리자입니다. 규소는 전신의 모든 조직, 장기의 재료라고 했지만, 그중에서도 특히 주목해야 될 것은 혈관의 재료가 된다는 점입니다. 혈관은 전신의 세포에 영양 등 필요한 것을 운반하는 길, 생명유지에 필수적인 조직입니다. 굵은 동맥에서 가는 모세혈관까지 온몸에 퍼져 있는 혈관망은 60조 개의 세포 하나하나에 영양, 산소, 호르몬, 항체 등을 운반하며 이산화탄소나 노폐물 등 불필요한 것들을 운반하여 배출합니다.

　우선 혈액 성분 중에 적혈구, 백혈구, 혈소판 등의 혈구는 골수에서 만들어지고 있습니다. 여기에 영양분을 축적한 액체인 혈장을 더한 것이 혈액입니다. 그 비율은 대략 반반 정도 됩니다.

이 혈액이 혈관을 통해 온몸의 세포로 운반됩니다. 혈관은 대동맥에서 모세혈관까지 합치면 총 길이는 약 10만㎞. 단 한 사람의 혈관도 총길이를 합치면 지구를 약 세 바퀴 정도 돌 수 있습니다. 바로 미세하게 우리 몸에 퍼져있는 모세혈관 때문입니다. 놀랍게도 10만㎞의 혈관 중 99%는 가는 모세혈관이 차지하고 있습니다.

특히 모세혈관은 전신의 세포에 영양분과 산소를 운반하는 역할을 하고 있으며 생명유지의 핵심입니다.

모세혈관 굵기는 약 10μm 정도 됩니다. 적혈구가 겨우 지나갈 수 있는 크기밖에 되지 않죠. 이를 밀리미터로 표현하자면 0.01mm인데, 대략 머리카락 굵기의 1/10 정도라고 상상하시면 됩니다.

그럼에도 불구하고 인체 곳곳에 혈액을 전달하기 위해서는 바로 이 모세혈관의 역할이 중요합니다. 그래서인지 혈관의 95%는 모세혈관으로 구성되어 있습니다. 그리고 혈관의 노화에 따라 동맥경화, 뇌출혈, 뇌경색, 심근경색 등이 발생하기도 합니다.

모세혈관의 중요성을 어떻게 설명하면 좋을까요? 우리가

먹고 호흡해 몸 안으로 들어온 영양소와 산소는 모세혈관을 통해 세포에 도달하게 됩니다. 심장에서 나온 혈액이 동맥을 거쳐 모세혈관을 통해 영양분과 산소를 운반하며, 되돌아오는 길에 이산화탄소와 노폐물을 회수해 정맥을 거쳐 심장으로 돌아오는 구조입니다. 그렇기 때문에 모세혈관의 혈류 순환, 즉 산소·영양소와 이산화탄소·노폐물의 물질 교환이 얼마나 원활하게 이뤄지는가가 그야말로 건강의 척도라고 봐도 이상하지 않을 것입니다.

대동맥을 고속도로, 세동맥을 일반도로, 모세혈관을 집 앞 골목길이라고 생각해 봅시다. 집 앞 골목길에 다른 차가 주차돼 장애가 된다면 중요한 짐을 실은 트럭인 적혈구가 집 앞까지 들어올 수 없고 중요한 짐을 영원히 받을 수 없게 되고 말 것입니다. 게다가 트럭이 집 앞까지 올 수 없으면 집에서 나오는 쓰레기를 회수해 가지 못해 집은 순식간에 쓰레기장이 되고 말 것입니다.

따라서 혈관은 튼튼하면서도 탄력이 있어 큰 혈액세포가 원활하게 통과할 수 있는 유연성이 필요합니다. 본래 혈관은 내막, 중막, 외막 등 3층 구조로 되어 있어 유연하고 탄력이 좋으면서도 튼튼한 구조입니다.

그러나 현대인은 운동 부족, 수면 부족, 올바르지 못한 식생활, 일과 인간관계에서 오는 스트레스로 인해 혈관이 노화되고 혈류 순환이 악화되고 있습니다. 나이를 먹으면 피부 탄력이 없어지고 기미나 주름이 증가하듯이 현대인의 환경과 생활 패턴에 의해 혈관에 노화가 급속히 진행되는 것입니다. 그렇다면 혈관이 노화되면 어떤 현상이 발생할까요? 여러 가지 증상이 있지만 가장 전형적인 혈관 노화증상이 바로 '동맥경화'라고 할 수 있을 것입니다. 노화나 생활습관 등으로 혈관 내부에 중성지방이나 콜레스테롤 등이 부착되어 동맥경화가 진행되면 혈관이 딱딱해져 혈액세포가 원활하게 흐르지 못하게 되고 혈전이 생기거나 찢어져서 출혈이 발생하기 쉬워집니다.

더구나 혈관의 중요한 재료인 규소는 나이가 들수록 점점 감소합니다. 규소가 부족해지면, 노후화된 혈관을 원래 상태로 만들 수 없습니다. 낡아 딱딱해진 혈관 안쪽에는 중성 지방과 나쁜 콜레스테롤 등이 달라붙어 플라크가 되어 혈관 내부가 좁아집니다. 우리 몸을 화력발전소에 비유하자면, 화력 좋게 에너지원이 잘 연소되고 증기가 발생해도 이를 터빈으로 연결해 줄 배관이 낡아서 언제 터질지 모를 위험 상태라고나 할까요?

이것이 동맥에서 일어나면 동맥경화로 발전합니다. 동맥경화가 발생한 혈관에서는 혈액이 원활하게 흐르지 못하고, 플라크는 때로는 혈전이 됩니다. 혈관은 더욱 딱딱해지며 탄력이 없어지기 때문에 혈전으로 혈관이 막히거나 찢어져서 출혈이 발생할 수도 있습니다.

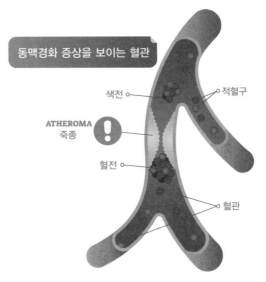

동맥경화 증상을 보이는 혈관 모습

이런 불상사가 뇌에서 발생하면 뇌경색이나 뇌출혈, 심장에서 일어나면 심근경색이 되며, 신속하게 치료하지 않으면 생명이 위험할 수 있습니다. 그리고 이러한 중병이 진행되기까지에는 동물성 지방이 많은 음식이나 운동 부족, 비만으로 인한 끈적거리는 혈액 등 여러 가지 악조건이 겹쳐있습니다.

그러나 규소를 섭취하면 혈관 내피의 구성성분인 규소가

혈관의 훼손을 보수하여 탄력을 유지할 수 있습니다. 또 인간의 체온으로는 녹지 않는 혈관 내 플라크를 용해하기 때문에 동맥경화를 예방하며 혈관의 재생이 계속되어 건강한 상태를 되찾을 수 있습니다.

이뿐만이 아닙니다. 혈액순환은 암과도 관련이 있다는 것이 밝혀지고 있습니다. 면역학의 권위자인 아보 도루 박사는 "암은 신진대사 이상으로 모세혈관으로 가는 혈류가 감소하는 것이 원인이라고 볼 수 있다"고 밝힌 바 있습니다.

모세혈관의 혈류가 좋아지면 혈액 속 적혈구가 세포에 산소를 공급하며 체온이 올라갑니다. 이런 상황에서는 암세포가 활성화되지 않습니다. 반대로 혈류가 나빠져 저산소·저체온 상태가 되면 암세포가 활성화됩니다. 따라서 암세포가 활발히 움직이는 저산소·저체온 상태가 되지 않도록 혈류를 개선하는 것이 암을 예방하는 지름길이라고 할 수 있습니다. 예를 들어, 노인성자반병老人性紫斑病이라는 병증을 들어볼까요? 이것은 피부 표면에 가까운 모세혈관이 막혀 끊겨버리고 멍든 것처럼 보이는 질병입니다.

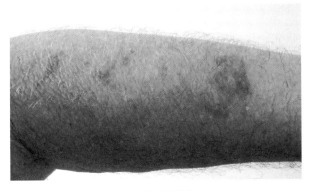
노인성자반병

그러나 규소를 충분히 공급하여 모세혈관을 재생시키고 건강한 상태로 되돌리는 것이 가능합니다.

나이가 들수록 혈관의 재료인 규소도 감소하기 때문에 손상된 혈관을 복구하거나 새로운 혈관을 만드는 힘도 약해질 수밖에 없습니다.

혈관의 노후화, 재생 불량의 뒤에는 사실 규소 부족이 숨어있습니다. 이에 혈관의 재료인 규소의 보충이 권장됩니다. 규소를 보충함으로써 손상된 혈관의 복구가 빨라지고, 탄력과 튼튼함도 회복됩니다. 그렇게 되면 혈류장애가 개선되고 전신 상태도 좋아집니다.

쥐를 사용한 실험에서도 규소는 동맥 경화의 원인이 되는 콜레스테롤이 산화되어 악영향을 끼치는 것을 방시하고 힐류 장애를 막는 기능이 있다고 추정할 수 있는 기대치의 결과가 나왔습니다. 결국 최근 들어 규소의 중요성에 대해 언급되기 시작한 것입니다.

규소가 혈관에 끼치는 또 하나의 좋은 영향력은 수용성 규소의 지방 분해 능력입니다. 수용성 규소는 마치 세제처럼 기름을 분해, 제거하여 혈관을 깨끗하게 해줄 수 있는 능력을 가지고 있습니다. 게다가 뛰어난 침투력이 있기 때문에 혈관 내에 들어가면 모세혈관까지 침투하여 혈관 내에 축적된 지방분을 분해하여 배출합니다. 체내 오장육부 곳곳에 쌓인 지방을 분해하여 배출하는 힘이 탁월한 것입니다.

돼지고기나 쇠고기의 기름덩어리를 규소수에 담갔다가 꺼내어 현미경으로 관찰하면 기름덩어리에서 지방이 빠져나가 스펀지처럼 변합니다. 수용성 규소의 뛰어난 지방 중화력을 보여주는 부분입니다. 무리한 다이어트 시 근육의 단백질이 먼저 소모되어 건강에 매우 좋지 않으나 규소수를 꾸준히 음용하면 근육이 아닌 체내지방만을 분해하기 때문에 요요 없는 다이어트를 할 수가 있는 것입니다.

또한 수용성 규소 고농축액은 의약품인 비아그라와 같은 효과를 보이는 것도 흥미로운 부분입니다.

심장병 약으로 활용되는 비아그라는 혈류를 증가시키고 혈관을 확장시키는 효과를 가지고 있습니다. 비아그라의 남성 성기 발기 효과는 일종의 부작용으로 혈류가 증가하면서 남성 성기의 모세혈관에 다량의 혈액이 유입되어 생기는 것인데요.

수용성 규소 농축용액을 고농도로 마시면 규소의 뛰어난 침투성으로 끈적해지기 쉬운 혈액이 보드라운 상태가 되고 혈관 내벽이 수용성 규소로 코팅되면서 비아그라를 먹는 것과 같은 상태를 유도할 수 있습니다. 비아그라는 부작용이 있지만 규소 농축액은 전혀 부작용이 없으며 더욱이 혈액세포가 활성화되기 때문에 건강의 측면에서도 안심할 수 있는 부분입니다.

이 외에도 규소는 체내에서 신경세포 등으로 들어가면 미세 진동으로 유전자를 자극하고 줄기 세포를 깨우는 가능성이 있습니다. 특히 뇌신경 세포를 재생시킬 수 있는 가능성이 높습니다. 규소는 음전기를 띠고 있어 양전기를 띠는 중금속을 끌어당겨 함께 배설시킬 수 있습니다. 또한 멜라토닌, 세로토닌을 분비하는 뇌 송과체松果体의 구성 성분이므로 수면이나 정신안정에 긍정적인 작용을 합니다. 건강한 정신에 건강한 육체라는 말도 있긴 합니다만, 때로는 건강한 육체가 건강한 정신을 만듭니다. 그리고 규소가 바로 정신안정을 돕는 주요 성분 중 하나입니다.

멜라토닌: 뇌간에 있는 송과체에서 분비되는 호르몬. 낮에 햇빛
　　　　에 노출되어야 생성이 되고 밤에 분비가 가능하다
세로토닌: 인간과 동물의 위장관과 혈소판, 뇌의 중추신경계에
　　　　주로 존재하며 행복의 감정을 느끼게 해주는 분자로,
　　　　호르몬이 아님에도 해피니스 호르몬(happiness hor-
　　　　mone)이라 불리기도 한다

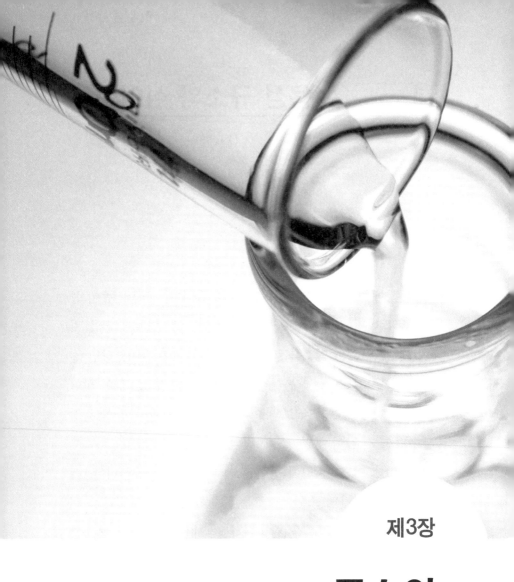

제3장

규소의
구체적 효능

1   수용성 규소와 식이섬유

식이섬유란 무엇인가

세상에 별 걸 다 먹는 동물들이 있습니다. 가끔씩 종이 뭉치를 뜯어먹는 송아지도 영화 속에 나오고, 면 손수건을 맛있게 냠냠 하는 염소를 볼 때도 있습니다. 인간이었다면 절대 소화시킬 수 없었을 물질들을 먹고도 아무 탈 없이 잘만 돌아다니는 동물들을 보면 이따금 우리네보다 먹고 살 걱정이 덜한 것 같아 부럽기도 합니다.

그런데 이 모든 것에 관련된 게 바로 식이섬유입니다. 식이섬유란 인간의 소화효소로는 소화되지 않는 다당류로 이루어진 고분자 성분을 말합니다. 체내에서 소화도 흡수도 되지 않아 에너지원도 아니라고 생각했던 이 식이섬유는 1970년 이전만 하더라도 도대체가 영양학적으로 무가치한 것으로 여겨졌습니다. 그러다가 1970년 이후 버킷Burkitt과 트로웰Trowell에 의해 당뇨병, 관상심장질환, 다발성 게실증憩室症, Diverticulosis, 대장암 등과 같은 만성 퇴행성 질환의 높은 발생률과 식이섬유소 섭취량 사이에 상관관계가 있을 거라는 가설이 제기된 이래 많은 연구가 보완되며 식이섬유소와 건강 증진 및 질병예방과 치료효과 사이의 상관관계가 증명되었습니다.

최근 들어서는 식생활의 서구화와 함께 식이섬유가 거의 들어 있지 않은 인스턴트 음식들이 증가함에 따라 건강을 위한 식이섬유의 생리적 기능에 대한 중요성과 관심이 더욱 고조되고 있습니다.

그런데 식이섬유에도 수용성과 불용성이 있습니다. 말 그대로 수용성 식이섬유는 주로 물에 녹아 걸쭉한 겔 형태로 변하는 물질이며, 불용성은 녹지 않고 남아서 장을 통과하며 변의 부피를 늘리는 식이섬유입니다.

이 중 특히 수용성 식이섬유는 보수성water holding capacity이 높아 장내에서 변의 용적을 증가시켜 변을 부드럽게 하고, 음식물은 물론 유해물질이 장내를 통과하는 시간을 단축시킵니다. 따라서 대장 질환을 감소시키고, 콜레스테롤과 담즙산을 결합해서 배설함에 따라 체내의 콜레스테롤 흡수 역시 감소시키는 것으로 알려졌습니다.

더구나 수용성 식이섬유는 장내 유익균이 좋아하는 먹잇감이 되며, 체내에 들어가면 끈적하게 변하는 특징을 보입니다. 대표적으로 마·미역·낫토, 오트밀, 오트 시리얼, 렌틸콩, 사과, 오렌지, 배, 오트 브랜, 딸기, 너츠, 아마씨, 콩, 완두콩, 블루베리, 차전자(車前子: 질경이 씨앗) 껍질, 오이, 셀러리, 당근 등에 많이 들어있기도 한 물질이죠. 그리고 이처럼 식이섬유는 다양하고 유익한 작용을 하므로 보통 1,000kcal당 10g 정도를 섭취할 것이 권장됩니다.

그런데 여기에 한 가지, 식이섬유란 섭취한 식물 세포벽이 체내에서 분해되는 과정 중 녹아나오는 물질이며 이 구성성분 중 상당수가 수용성 규소입니다. 따라서 수용성 규소를 섭취하면 곧 식이섬유를 체내에 더욱 활발하게 직접적으로 공급해 주는 효과를 볼 수 있습니다.

수용성 규소는 장관 면역을 활성화하는 최강의 식이섬유

수용성 규소를 평소에 복용한다면 장관 면역 활성에 직접적으로 효과가 있겠지만, 그 외에도 규소를 공급받을 수 있는 다양한 방법이 있습니다. 가장 추천할 만한 것은 식이섬유가 풍부한 음식입니다.

식품으로는 앞에서 언급했던 수용성 식이섬유가 많은 종류들이 있지만, 보다 간단하게 말하면 야채, 해조류, 콩 제품, 전립곡물 등으로 구분할 수 있습니다.

식이섬유는 야채나 해조 등의 세포를 만들고 있는 셀룰로오스 그 자체이며 소화 흡수하기 어려운 물질입니다. 그것이 큰 도움이 되는 것은 창자의 연동 운동을 촉진해 배변에 도움을 주기 때문입니다. 활발한 배변활동을 통해 장관 내에 노폐물을 청소하는 효과를 볼 수 있습니다. 또한 과도한 나트륨 등을 흡착하여 배설시킵니다. 최대의 기능은 장내세균을 자극하고 좋은 균의 활동을 활발하게 하는 것입니다. 좋은 균이 많아져 장내환경이 정돈되면 장관의 면역세포도 활성화되어 확실히 면역력도 높아집니다.

이처럼 도무지 버릴 것이라고는 없는 식이섬유를 면역력을 높이기 위해 매일 적극적으로 섭취하고 싶지만 막상 꽤 어려운 일인 것 같습니다. 야채 중에서도 우엉이나 표고버섯, 호박, 덩이줄기 채소에 식이섬유가 많고, 콩 제품은 두부나 낫토 등의 형태로 바로 먹을 수 있고, 전립곡류라면 현미, 보리, 귀리 등을 들 수 있지만 이러한 것들을 집에서 요리한다고 하면 상당한 각오가 필요할 것 같습니다. 물론 이들이 포함된 가공식품은 많지만 첨가물이나 품질, 또한 경제성을 생각하면 걱정이 됩니다.

그러나 식이섬유란 무엇인지 다시 생각해 보면 해답이 간명해집니다. 식이섬유란 식물의 세포벽을 형성하는 물질이며, 그것을 섭취했을 때 인체에서 분해되어 흡수되는 물질 중 핵심은 규소입니다. 더구나 규소는 콜라겐 등의 구조에 중심이 되어 전체를 통합하는 물질입니다. 그러므로 음식물만을 통해서 식이섬유를 필요한 양만큼 섭취하는 것이 어려운 경우에는 규소를 섭취하면 좋습니다.

규소는 양적으로는 적어도 식이섬유의 핵심이며 면역기능을 강화합니다. 단 흡수성을 생각하면 수용성 규소라야 합니다. 수용성 규소는 장내에서 다른 식이섬유의 기능을 돕고 장내 환경을 정돈하여 면역력을 높일 수 있습니다. 규소와 면역력의 관계는 규소가 바이러스를 비활성화시키고, 흉선 및 비장의 면역력을 높이는 것으로 실험을 통해 알려져 있습니다. 좀 더 구체적인 것은 이후의 '면역증진'파트에서 살펴보도록 하겠습니다.

2   활성산소 억제 효과

우리의 하루는 활성산소와의 전쟁

우리는 살아있는 동안 어느 한순간도 호흡을 멈추는 일이 없습니다. 숨을 거둔다는 건 곧 죽는다는 걸 의미하죠. 우리는 대기 중에 21% 정도 포함된 산소를 이용해 우리가 섭취한 음식물을 분해하고 이 과정에서 우리가 활동하는 데에 필요한 에너지를 얻습니다.

그런데 호흡으로 들이마신 산소의 2~3%는 활성산소가 됩니다. 문제는 바로 이 활성산소의 독성입니다.

활성산소reactive oxygen species, ROS는 산소O_2가 4개의 전자를 받으면서 독성이 없는 H_2O를 만드는 도중에 생겨나는 부산물입니다. 즉, 산소가 전자를 한 개 받으면 과산화물 음이온superoxide anion을 구성하는데, 이 물질은 매우 불안정하여서 효소superoxide dismutase, SOD의 작용에 의하여 H_2O_2hydrogen peroxide를 생성합니다. 그리고 이 H_2O_2는 과산화물 음이온보다 안정된 물질이어서 세포 내에서 대부분은 H2O2를 관찰하게 됩니다. 그리고 H2O2는 세포 내에서 그 생성이 잘 조절되어 대부분은 항산화 효소인 카탈라제catalase, 페록시다아제peroxidase 등에 의하여 독성이 없는 H2O로 제거됩니다.

$$O_2 \xrightarrow{\text{전자}} O_2^{\cdot-} \xrightarrow{\text{전자}} H_2O_2 \xrightarrow{\text{전자}} OH\cdot + OH^- \xrightarrow{\text{전자}} 2H_2O$$

SOD

활성산소　　카탈라아제(Catalase)

그러나 세포가 조절하지 못할 정도로 많은 양의 H2O2가 생성되고 세포 내에서 이를 적절하게 제거하지 못한 상태에서 H2O2가 전자를 한 개를 더 받으면 드디어 히드록실기hydroxyl radical가 생성됩니다. 이 히드록실기hydroxyl radical는 독성이 매우 강하고 난폭한 놈입니다. 대부분의 세포 내 독성은 이 물질로부터 유래가 되죠. 즉, 이 물질이 DNA를 산화하여 DNA 부가물DNA adduct을 생성하고 세포 내의 독성을 유발하는 겁니다.

이놈은 아주 공격적이어서 주위 조직이나 세포를 손상시킵니다. 그리고 때로는 우리 인체의 유전자까지 공격해서 암을 일으키는 원인이 되기도 합니다. 그리고 하루에도 수천 개의 암세포가 발생하는 주된 원인 역시 활성산소로 인한 히드록실기의 생성 때문입니다.

그러니 우리의 하루는 활성산소와의 전쟁이라 해도 과언이 아닙니다. 살기 위해 들이마신 산소가 도리어 우리를 죽게 만드는 활성산소가 된다고나 할까요? 그리고 그 죽음에 이르는 과정이 바로 노화입니다. 나이가 들면 생기는 주름, 기미, 백발, 이 모두가 활성산소 탓이며, 노화나 질병의 원흉이 바로 이 녀석입니다.

문제는 활성산소의 과잉

하지만 활성산소가 반드시 나쁘기만 한 것은 아닙니다. 활성산소는 아주 중요한 일도 맡고 있습니다. 가령 면역시스템의 일원으로 기능하여 체내로 침입한 세균이나 바이러스를 공격하기도 하고, 또 암화癌化된 세포를 발견하면 곧바로 공격하여 피해를 최소한으로 줄입니다.

문제는 활성산소의 양입니다. 적당한 선에서는 이렇게 유익한 기능을 하기도 하지만, 양이 많으면 오히려 조직을 손상시키기 시작합니다. 젊은 날에는 활성산소를 억제하는 항산화 물질이 많이 분비되므로 그 피해를 최소한으로 줄일 수 있습니다. 그러나 나이가 들면 항산화 물질이 부족해지면서 소위 노화가 시작됩니다.

불행히도 일상생활 중에 활성산소의 발생을 완전히 억제할 순 없습니다. 강한 자외선, 대기를 비롯한 환경오염, 일상적인 스트레스, 그리고 우리 체내에서의 자연적 발생 등 다양하게 생성되는 활성산소를 완전히 억제하기엔 역부족이기 때문입니다.

항산화란 곧 산화에 저항한다는 의미지만, 우리의 일상생활 속에서는 산화를 빼놓고 발생하는 화학적 현상이 참으로 드뭅니다. 산화란 한마디로 '어떤 물질이 산소와 반응'하는 걸 말하며 우리 생활주변에서 쉽게 볼 수 있는 현상입니다.

가령 쇠가 빨갛게 녹이 스는 건 공기 중의 산소와 점차 반응하는 산화로 인해 일어나는 현상입니다. 이를 방지하기 위해 페인트칠을 하거나 공기와 접촉을 피할 수 있게 하면 녹이 슬지 않습니다. 또 우리가 먹는 식품이 상한다는 것도 산소와의 산화반응이요, 식품성분이 부패하면 못 먹게 됩니다.

이를 방지하기 위해 대량의 부패방지제를 사용하기도 하는데, 이 부패방지제가 또 문제를 일으키기도 합니다. 앞서서 말했지만 산화가 무조건 나쁜 건 아닙니다. 실은 우리 몸에서 만들어지는 에너지도 산화의 산물입니다. 입으로 섭취한 식품(영양소)이 호흡을 통해 들어온 산소와 함께 세포내 에너지 생산 공장인 미토콘드리아에서 화학반응을 일으켜 ATP라는 에너지를 생산합니다. 이것이 인간 활동력의 원천입니다. 산화반응이 없으면 생명활동도 없어집니다.

문제는 활성산소의 과잉 생산입니다. 특히 현대 한국인은 전반적으로 과로 상태에 있습니다. 에너지를 많이 쓸수록 많은 산소를 흡입해야 하고, 산소를 많이 쓸수록 활성산소가 많이 발생합니다. 과잉 생산된 활성산소는 오히려 자기를 생산해 준 미토콘드리아를 공격, 세포조직에 상처를 주고 파괴하는 등 기능을 약화시킵니다. 과로가 건강에 해로운 게 이 때문입니다. 이런 상황이 더 진행되면 유전자 변이를 일으켜 암이 생길 수도 있습니다.

최근엔 Well Aging, Wellness가 큰 붐을 일으키고 벌써 그와 관련된 거대한 시장이 형성되어 있습니다. 건강·장수를 위한 여러 가지 식품이나 보조제 등이 나와 있지만 그 주된 기능은 한마디로 '어떻게 하면 활성산소를 줄일까'입니다.

수용성 규소, 활성산소 억제의 첨병

안티에이징Anti-aging이란 말도 한때 유행했지만, 이 역시 활성산소를 줄이고 노화과정을 늦춰보자는 발상입니다. 그 대안으로 여러 가지 제품이 나와 있으나, 특히 최근 각국에서 개발되며 각광을 받는 것이 바로 수용성 규소입니다.

규소는 그 자체로 강력한 항산화작용을 갖고 있습니다. 항산화라는 것이 피부로 쉽게 와닿지 않는 개념일 수 있을 텐데, 사실 오늘날 우리가 사용하는 반도체를 탄생시킨 산실인 실리콘밸리의 성장 배경에도 규소의 강력한 항산화력이 자리하고 있습니다.

좀 더 쉽게 할 수 있는 비유가 아마도 라디오 회로기판일 것 같습니다. 어린 시절 누구나 한번쯤 라디오 분해 경험은 있을 것입니다. 얽히고설킨 회로기판 정도를 상상해 보면 그래도 그나마 사람 손으로 만들어낼 수 있을 것 같기는 합니다.

하지만 다리가 수십 개 달린 손톱만한 벌레와 비슷한 반도체 회로는 인간의 손으로는 결코 흉내도 낼 수 없을 정도의 미세한 구조를 지니고 있습니다. 때문에 손이 아닌, 항산화 작용이라는 화학적 현상을 이용해 선택적으로 얇은 산화 피막을 만들어 회로를 생성합니다. 즉, 인간의 손으로 땜질을 해서 회로를 만들어준 것이 아니라 산화 현상을 이용해 선택적으로 부식을 시키고, 전류가 흘러갈 수 있는 길을 내 주는 게 반도체의 원리입니다.

간혹 어느 반도체 공장에서 황산이 누출됐느니 혹은 불산이 누출됐느니 하는 뉴스 기사를 들어보셨을 텐데요. 반도체라는 것이 결국은 선택적인 산화를 통해 회로를 설계하는 것이다 보니 강한 산성酸性 물질을 빈번하게 사용할 수밖에 없는 태생적 특성 때문에 발생하는 사건들이라고 보시면 됩니다. 결국 항산화 작용이 없었다면 실리콘밸리도 존재할 수 없었을 것입니다.

현대 한국인의 식단에는 규소가 부족하다

이렇듯 1차적으로는 과일이나 각종 식용 식물 등 우리의 먹거리에서부터 첨단산업의 필수 물질로까지 다양하게 사용되는 규소지만, 정작 현대 한국인의 식탁에는 규소가 절대적으로 부족합니다.

암석을 구성하는 광물질의 대부분이 규산이며, 이것이 산소나 다른 원소들과 함께 규산염의 형태로 존재하다가 수천

년 동안 부스러지면서 부드러운 재배 가능 토양의 형태가 됩니다. 그리고 경작 과정에서 생물과 토양미생물 등 유기물 및 각종 무기물을 함유하기도 하지만, 여전히 토양의 주된 성분 중에는 단연 규산이 압도적입니다.

그런데 토양 중 규산은 암석이나, 돌, 자갈, 모래 등 물리적으로 잘게 부서진 미립자에 이르기까지 식물이 먹을 수 없는 난용성 형태로 존재하는 규산이 거의 대부분이고, 이들 중 미립자coloidal 규산은 시간의 경과에 따라 열이나 산酸으로 처리되면 이온화되어 비로소 식물이 흡수할 수 있는 형태의 유효규산(가용성 규산)이 됩니다. 그런데 이 양이 기껏해야 수 ppm에서 수십 ppm 정도일 뿐입니다. 우리의 경우 아직 정확한 통계조차 없지만, 일본의 경우 46개 지방 380개 하천 물의 규산 농도는 최저 4.1ppm에서 최대 61.5ppm까지 평균적으로 21.6ppm 정도가 천연 공급되고, 우물물의 경우는 빗물보다 4배로 규산 농도가 높습니다. 하지만 우리는 요즘 이런 물을 마시지 않습니다. 집집마다 있는 정수기의 태반은 미네랄이 없는 물을 만들어 내며, 거기에는 규소는 고사하고 아무런 미네랄이 없습니다.

또 대개 규소는 식물성 섬유에 많이 포함되어 있습니다. 그런데 현대인의 식단에는 절대적으로 식물성 섬유 섭취가 부족합니다.

당장 오늘 점심 식단만 한번 고려해 봅시다. 밥상 위에 신선한 채소가 몇 가지가 있었나요? 아니, 채소라는 게 있긴 했나요? 그냥 햄버거 세트로 한 끼를 때운 건 아닌가요? 심지어 영양학자들 말에 의하면 우리는 우리가 섭취해야 할 식물성 섬유 양의 ⅓만 먹고 있다고도 합니다.

식물섬유 그 자체는 체내에서 소화, 흡수가 되지 않습니다. 그러나 식물섬유가 많은 야채나 콩 등을 오래 삶으면 섬유질과 세포벽이 용해되면서 수용성 규소가 용출됩니다. 수용성이 된 규소는 흡수성, 침투성이 활성화되기 때문에 신체에 잘 흡수되어 우리 몸에서 규소의 효과를 기대할 수 있습니다.

하지만 이렇게 섭취한 규소는 그 양이 불과 얼마 되지 않아서 약으로서의 효능을 발휘할 적정 섭취량을 채우려면 다른 방법으로 보충할 필요가 있습니다. 때문에 선진국의 경우 규소 성분을 건강식품 보조제로 섭취하는 문화가 이미 널리 보급되어 있습니다. 특히 항산화력에 일찍부터 관심이 많은 독일에서는 비타민보다 더 많이 팔리는 보조식품이 되고 있으며, 각국에서 수용성 규소 개발에 열을 올리고 있습니다.

분명 규소는 우리 몸의 중요한 부분을 구성하며, 항산화력이 강한 규소가 부족하다는 사실은 우리 건강에 적신호가 되고 있습니다. 한국에선 아직 규소에 대한 인식도 낮고 또 제조업체에서도 별다른 관심이 없다는 게 참으로 안타깝습니다.

의학적으로 볼 때 가장 근본적인 신체적 건강이란 세포 하나하나에 양질의 혈액이 운반되는 상태로 규정할 수 있습니다. 그러기 위해선 가장 중요한 두 가지 기능이 원활히 돌아가야 합니다.

첫째, 균형 잡힌 식재료를 섭취하고 이것이 잘 소화되어 장에서의 부패가 방지되어야 합니다. 이를 위해서는 장의 내피세포를 구성하고 있는 주요 물질인 규소 공급을 원활하게 해 주는 것이 도움이 됩니다.

둘째, 양질의 혈액이 각 세포나 기관에 운반되어야 하고 노폐물이 체외로 원활하게 배출되어야 합니다. 그러기 위해선 특히 모세혈관이 건강하고 유연성이 있어야 합니다. 그리고 이를 위해서는 혈관 내피 세포에 규소 공급이 원활해야 합니다. 또 활발한 규소 공급을 통해서 모든 노화의 원흉인 활성산소가 적절히 중화되어야 할 것입니다.

3   미토콘드리아 활성화

규소와 미토콘드리아

미토콘드리아라는 말은 그리스어에서 '끈'을 뜻하는 '미토스mitos'와 작은 입자 구조를 뜻하는 '콘드리언chondrion'의 합성어로부터 유래되었습니다.

1897년 칼 벤더Carl Benda가 세포 속에 미토콘드리아의 존재를 증명하였고, 그 모양은 공이나 용수철 형태를 띠며, 거의 모든 세포질 속에 존재한다고 하였습니다. 그리고 생긴 모양을 관찰한 결과 이름을 미토콘드리아mitochondria라고 명명한 것입니다.

사실 칼 벤더가 존재를 증명하기 전에도 여러 과학자를 통해서 미토콘드리아의 존재가 알려져 있었는데, 1886년 독일의 생물학자인 리하르트 알트만Richard Altmann은 미토콘드리아를 '바이오블라스트'라고 불렀으며 생명을 이루는 부분으로서 그 중요성을 최초로 파악했습니다. 그 외에도 미토콘드리아는 콘드리오솜, 크로미디아, 콘드리오콘트 등 여러 가지의 이름으로 불렸지만 칼 벤더에 의해 증명되기 이전까지는 과학계에서 그 존재가 받아들여지지 않았습니다.[*]

미토콘드리아는 쉽게 말하면 우리 인체 내의 작은 화력 발전소와 같습니다. 우리 몸속에서 이용 가능한 에너지원인 아데노신3인산ATP을 합성하여 체내에 공급하는 것이 미토콘드리아의 주된 역할입니다.

대체로 인간의 세포는 약 60조 개라고 알려져 있지만, 그 하나하나에 적게는 100개, 많게는 수천 개의 미토콘드리아가 존재합니다. 단, 오로지 적혈구만 예외적으로 미토콘드리아가 들어있지 않습니다. 이는 적혈구가 거의 헤모글로빈을 운반하는 일만 하고 있어서 미토콘드리아가 필요 없기 때문이라고 알려져 있습니다.

1개의 미토콘드리아의 크기는 0.5μ에서 2μ. 기본적으로 타원형이며 미생물 같은 모양을 하고 있습니다. 존재하는 세포에 따라 미토콘드리아의 모양에도 다소 차이가 있기는 합니다만, 에너지를 많이 소비하는 장기일수록 많은 미토콘드리아를 가지고 있는 점은 공통됩니다. 팔, 다리의 근육이나 쉬지 않고 박동하는 심장세포, 뇌세포에는 미토콘드리아

---

[*] [네이버 지식백과] 미토콘드리아 [mitochondria] (두산백과)

가 빽빽하게 존재한다고 합니다. 특히 뇌와 대퇴4두근에 많습니다.

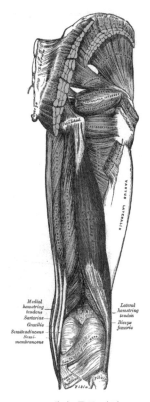

대퇴4두근 사진

흔히들 장수를 위해서는 허벅지 근육을 키워야 한다는 말도 하곤 하는데, 미토콘드리아의 분포 위치가 허벅지에 집중되어 있는 것을 보면 영 근거가 없는 것 같지는 않습니다.

여하튼 미토콘드리아의 기능이 떨어지면 활성산소가 대량으로 발생합니다. 미토콘드리아는 산소를 대량으로 사용하여 에너지를 만드는데, 그때 대량의 전자電子를 교환하는 과정에서 활성산소가 생기는 것입니다.

보통 정상적인 산소는 체내에서 약 100초 이상 머무르지만 활성 산소는 불안정하여 100만분의 1초~10억분의 1초 동안 생겼다가 순식간에 없어집니다. 그야말로 찰나의 순간이죠.

이와 같이 활성 산소는 눈 깜짝할 사이 동안만 존재하는 물질이지만 반응성이 매우 강해서 세포막을 공격해 세포의 기능을 상실시키고, DNA의 손상을 유발합니다. 찰나가 쌓여서 억겁이 되듯, 활성산소의 순간적인 공격들이 쌓이고 쌓여 지속되면 우리 인체는 타격을 받습니다.

특히 과로할수록 활성산소는 더욱 많아집니다. 미토콘드리아가 건강하고 신체의 항산화 시스템이 잘 돌고 있으면 산화를 방지하기 위해 마련된 효소가 활성산소를 중화하고 그 피해를 막을 수 있습니다. 그러나 노화 등으로 신체의 항산화 기능이 쇠퇴하면 활성산소는 계속 증가하고 급기야 본인의 신체조직을 산화시켜 파괴하기 시작합니다.

게다가 미토콘드리아 내에서 발생한 활성산소는 미토콘드리아 내부까지 손상시킵니다. 가장 중요한 기능인 아데노신

3인산ATP을 생성하는 피루브산 산화과정(TCA회로)의 부품이 손상되어 에너지를 만드는 힘이 쇠약해집니다. 에너지 공급이 줄어들면 어떤 장기, 조직도 활동할 수 없습니다. 즉 미토콘드리아의 기능이 저하되면 그 에너지로 움직이는 모든 기능이 저하됩니다. 그리고 우리의 몸은 서서히 쇠퇴해 갑니다.

암 발생에 깊이 관여하는 미토콘드리아

미토콘드리아에서 활성산소가 발생하는 것은 필연적입니다. 다만 너무 많이 발생하면 본래 가지고 있는 효소 등의 항산화력으로는 그 수준을 따라가지 못하여 주위까지 산화시켜 손상을 입히고 마는 것이 문제입니다. 이때 무서운 것은 활성산소가 미토콘드리아 자체의 유전자까지도 손상시켜 버린다는 것입니다. 미토콘드리아의 설계도인 유전자가 손상되면 정상적인 미토콘드리아를 만들지 못하게 됩니다. 그러면 에너지 생산에 차질이 생겨 활성산소의 피해는 미토콘드리아 세포를 넘어 그 주위에도 미치게 됩니다.

그런데 문제는 미토콘드리아의 유전자가 한 사람의 인체 유전자와는 별개로 미토콘드리아 특유의 성질을 띤다는 사실입니다. 일반적으로 유전자는 그 사람 고유의 것이며, 60조 개 세포 하나하나 거의 모두에 동일한 유전자정보가 들어있습니다. 이것이 바로 우리가 유전자 복제 등을 통해 똑같은 사람을 만들어낼 수도 있다는 과학적 추정을 하게 되는 근거이죠.

그런데 미토콘드리아는 개인의 체세포를 구성하는 일반적 유전자와는 다른 구성을 지니고 있습니다. 마치 미토콘드리아만이 다른 생물인 것처럼 말이죠. 그리고 미토콘드리아는 그 특유의 유전자 정보를 가지고 세포 내에서 분열 및 증식합니다. 만약 활성산소에 의해 유전자가 손상되면 변이된 유전자를 가진 미토콘드리아가 분열, 증식하므로 세포 내부는 매우 위험한 상태가 됩니다. 게다가 이렇게 불완전하고 에너지 생산이 잘 안 되는 미토콘드리아에서는 활성산소가 발생하여 주변 세포를 손상시킵니다. 이때 만일 활성산소로 인해 미토콘드리아가 들어있는 세포 내의 유전자가 손상되면 그것이 암세포가 될 가능성이 생깁니다. 또한 미토콘드리아의 유전자는 그 사람 고유의 유전자보다 발암성이 있는 특정 화학물질과 결합되기 쉽다는 것이 알려져 있습니다. 바로 이런 점에서 활성산소의 발생 원인인 미토콘드리아가 암 발생과 깊은 관계에 있을 것으로 추정되고 있는 것입니다.

내 안의 또 다른 너, 미토콘드리아

38억 년 전 지구는 질소와 탄산가스만 있는 거친 자연환경이었습니다. 그때 출현한 단세포(인류의 조상)는 산소 없이 당을 분해하여 에너지를 얻어 살았습니다. 이를 해당계(解糖系: Glycolytic system)라 부릅니다.

20억 년 전 즈음, 식물의 광합성으로 산소가 발생함으로써 해당계 단세포가 산화될 위험에 빠집니다. 따라서 산소를 좋아하는 호기성好氣性 세포를 만들 필요가 생겼습니다. 이것이 바로 미토콘드리아입니다.

미토콘드리아는 처음엔 해당계에 기생하는 형식으로 살다가 8억 년 전 즈음 아예 세포 속으로 들어가 독립된 기구로 발전하게 됩니다. 즉, 엄밀하게 말하면 미토콘드리아는 이물질이므로 이를 받아들인 혐기성 세포와는 애당초 유전자가 다를 수밖에 없게 된 것이지요. 이로 인해 세포 속엔 2개의 에너지 생산 공장이 공존하게 됩니다. 혐기성 해당계와 호기성 미토콘드리아의 아슬아슬한 동거 장소가 바로 우리의 인체입니다.

해당계는 에니지 생산과정에서 산소가 필요치 않고, 따라서 산소를 받아들여 영양소를 분해하는 과정이 필요 없기 때문에 에너지 획득 과정이 빠르고 단순하지만, 생산량은 겨우 ATP 2분자밖에 되지 않습니다.

반면 미토콘드리아는 산소뿐 아니라 당질, 지질, 단백질, 햇빛 등을 다양하게 사용해 에너지를 만들기 때문에 복잡하고 느리지만 생산량은 ATP 36분자나 됩니다. 하지만 평소에는 해당계만큼 빠르게 증식이 안 되며, 증식억제 유전자도 갖추고 있어서 나름대로 안전장치를 확보하고 있는 편입니다.

미토콘드리아↑세포증식 억제 유전자

– 미토콘드리아의 에너지 생성과정은 복잡 당질, 지방질, 단백질, 산소, 태양

– 해당계처럼 쉽게 증식할 수 없다

– 증식 억제 유전자

– 산소부족 → 위험 → 산소 없는 해당계로 → 증식억제 유전자를 풀어야 → 세포증식↑ → 암

미토콘드리아

그러나 산소가 부족하거나 생존환경적으로 위험에 빠지면 증식 억제 유전자를 풀어 해당계 세포로 전환, 무한증식하게 됩니다. 판도라의 상자가 열려버렸다고나 할까요? 이게 암입니다. 일단 암세포로 전환되고 나면 산소 없이 포도당을 분해·생산한 해당계 에너지 비중이 10% 이상을 차지하여 더욱 빠르게 에너지 획득이 가능한 상태가 되고, 이로 인해 증식 속도도 걷잡을 수 없게 됩니다.

암의 발병·전이는 활성을 잃은 미토콘드리아가 원인?

암은 본래 건강한 세포의 유전자가 어떠한 원인으로 손상되고 설계도가 망가져 생기는 질병입니다. 유전자에 의한 설계도에는 세포의 수명도 기록되어 있는데, 그 부분이 손상되었기 때문에 세포는 죽을 수도 없습니다. 활성은 잃었는데 죽어서 몸 밖으로 배출되지를 못하니 일종의 좀비 세포라고나 할까요? '세포 자살 = 아포토시스Apoptosis'가 이루어지지 않아 무한 분열과 증식을 반복하는 것이 바로 암세꾜의 특징입니다.

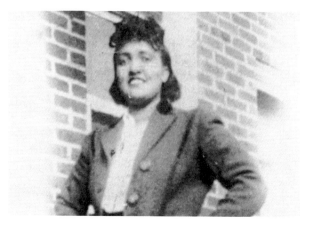

헨리에타 랙스

실제로 많은 암 연구실에는 '헬라 세포HeLa cell'라는 연구용 암세포가 있습니다. 1951년에 8개월 만에 숨진 헨리에타 랙스라는 자궁경부암 환자에게서 떼어낸 이 세포는 반세기가 넘도록 계속 분열하며 과학자들의 연구에 도움을 주고 있습니다. 이 헬라 세포 덕분에 관련 특허는 만 건이 넘고, 연구 논문도 7만 건이 넘습니다. 환자 이름에서 따온 '헬라'는 북유럽에서는 죽음의 여신을 뜻하지만, 미국 애틀랜타시에서는 아프리카계 미국인인 이 여성의 과학에 대한 기여를 기려 헨리에타 랙스 기념일을 지정하기도 했습니다.

그러면 왜 사람들은 암에 의해 죽음에 이르는 것일까요. 그것은 무한 증식하는 암세포가 주변 장기를 압박하여 기능을 떨어뜨리며, 또한 암세포 자체가 자신의 혈관을 새로 형성하여 몸에서 대량의 영양을 빼앗아가기 때문입니다. 모두 암세포가 증식하고 커져서 물리적으로 장기를 압박하는 것이 원인입니다.

그럼 암은 왜 발생하는 걸까요? 그것은 세포 유전자의 상처(돌연변이)가 원인으로 밝혀져 있습니다. 왜 유전자에 상처가 나는 건지, 누가 상처를 주는 건지에 대해서는 활성산소가 범인이라는 학설이 유력합니다. 이미 언급한 바와 같이, 활성산소의 대부분은 세포 내에서 에너지를 생산하는 미토콘드리아에서 새어나온 것입니다. 미토콘드리아의 활성이 떨어지고 산소 등을 이용한 에너지 생산을 잘 못하게 되면 전자가 불안정한 산소(=활성산소)가 많이 생겨 세포 내에 침출됩니다. 그것이 세포의 유전자를 손상시켜 암세포가 되는 방아쇠를 당기는 것이라면 최종 범인은 미토콘드리아입니다. 좀 더 구체적으로 적시하면 쇠퇴하여 활성을 잃은 미토콘드리아이지요.

최근 연구에 의하면 활성을 잃은 미토콘드리아가 만들어내는 활성산소의 영향으로 암세포가 전이하는 능력을 획득하는 것이 밝혀지기 시작하였습니다. 암의 전이는 현대 의학이 가장 골칫거리로 여기는 병태입니다. 금세 치료가 어려워지며 치유가 멀어집니다.

규소의 항산화력, 미토콘드리아를
보호하고 암을 억제

암의 원인이 미토콘드리아의 쇠퇴에 의한 활성산소의 대량발생이라고 하면 미토콘드리아가 다시 건강하게 활성화되면 암의 원인은 제거됩니다. 또한 미토콘드리아가 활성화되면 충분한 에너지를 얻고 세포 자체도 활성화될 것으로 생각됩니다. 미토콘드리아가 힘을 잃고 쇠퇴하는 원인은 에너지를 만들 때 발생하는 활성산소입니다. 자신이 발생시키는 활성산소로 스스로 약해지고, 이로 인해 더욱 활성산소의 발생을 초래하는 악순환이 반복되는 것입니다. 그렇다면 활성산소를 제거하는 물질, 활성산소의 불안정함을 중화하는 물질이 있으면 되는 것이 아닐까요.

그래서 본서에서 소개하고 있는 물질이 바로 규소입니다. 규소는 강한 항산화력을 지니고 활성산소의 피해를 방지합니다.

일반적으로 세포질에서 해당解糖 과정을 통해 형성된 물질과 미토콘드리아에서 산화과정을 통해 만들어진 전자들은 전자전달계라고 하는 시스템을 통해 산소에 전달되고, 이로써 에너지가 생성됩니다. 그런데 이 과정에서 일부의 산소는 전자전달계를 이탈하여 중간물질로 전환됩니다. 그리고 이 중간물질은 극도로 불안정하며, 에너지가 풍부해 생화학적으로나 생리학적으로 조직에 손상을 줄 수 있습니다.[1)]

그런데 규소에는 활성산소의 불안정한 전자와 결합해 안정적 상태를 회복하여 무해한 산소로 바꾸는 힘이 있습니다. 이렇게 중화된 활성산소는 더 이상 활성산소가 아니고 미토콘드리아의 조직을 손상시키는 일도 없습니다. 또한 규소는 인체의 모든 조직, 장기의 세포를 구성하는 성분입니다. 특히 세포벽 등 세포를 형성하고 조직의 보호기능을 하는 미네랄이기 때문에 미토콘드리아에도 매우 중요합니다. 항상 활성산소의 위험성과 공존하고 있는 미토콘드리아에게 가장 유익한 영양성분이라고 할 수 있겠지요. 지금까지의 연구에서도 동물실험을 통해 미토콘드리아의 활성산소를 억제하여 세포의 암화癌化 또는 암세포의 전이를 막는 것이 관찰되고 있습니다.

4 면역 증진

면역의 종류와 기능

인간의 몸은 다양한 스트레스에 시달리며, 이는 결국 면역의 약화로 이어집니다. 가령 우리를 힘들게 하는 것 중 가장 불가항력적인 기후를 들 수 있습니다. 기후가 급격하게 한랭화되면 인간은 각종 질병에 시달리게 됩니다. 새로운 기후 패턴에 생체 리듬이 익숙해질 때까지 인간의 몸은 스트레스를 받으며 각종 질병에 취약하게 되고, 때로는 병에 걸려 목숨까지 잃습니다. 추운 겨울을 보내다가 날이 풀릴 때쯤이면 유난히 노인분들의 조사弔事 소식이 많이 들려오는 것도 이와 무관치 않습니다.

이런 현상이 대량으로 나타나서 발생시킬 사회적 파장을 막고자 인류는 노력을 경주하고, 이에 따라 의학의 발전도 이루어지는 것이죠.

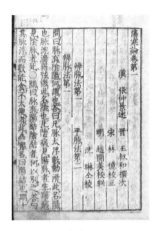

상한론

　예컨대 중국 후한의 헌제獻帝 때 장사태수長沙太守였다는 장
중경張仲景은 『상한론傷寒論』이라는 책을 저술합니다.

　상한傷寒이란 열성 전염병을 의미하는데, 장중경은 이 책
의 서문에서 "나의 종족은 평소 많아서 예전에는 200여 명
이었다. 그런데 건안建安 기년(紀年: 196년) 이래 10년도 안 되어
죽은 사람이 ⅔였으며, 상한병으로 죽은 자가 7할이었다."
라고 합니다. 결국 장중경은 역병에 대한 치료책을 구하고
자 의학서를 저술한 것입니다.[2]

　최근에는 이보다 더 적극적인 분들도 계시죠. 세계적 재
벌들이 간혹 무더위와 혹독한 추위를 피해서 덥지도 춥지도
않은 곳에 별장을 마련해 옮겨 다니며 산다는 말을 들은 적
이 있으실 겁니다. 절이 싫으면 스님이 떠난다는 말처럼, 지

역의 기후가 싫고 병에 걸리는 것이 싫으면 인간이 떠나는 수밖에 없나 봅니다.

내 안의 어벤저스! 면역을 키워라

그러나 마음대로 옮겨 다니며 살 상황이 못 되는 우리들에게 유일하게 외부환경에 견디는 방법은 바로 면역력을 키우는 것입니다.

'면역免疫'은 '병疫을 면免하다.'라고 해석됩니다. 몸에 갖추어진 다양한 방어 시스템을 이용하여 24시간 질병으로부터 우리를 보호하는 기능이 면역입니다.

면역에는 크게 두 가지가 있습니다.

첫째는 '자연면역'입니다. 이것은 외부에서 침입해 오는 세균이나 바이러스, 독 등의 유해 물질, 혹은 암세포 등 내부로부터 발생한 적을 찾아 제거하는 기능입니다. 앞서 말한 피부와 점막, 소화액이 등이 이를 담당하고 이물질에 대해 장벽을 쳐서 막거나 효소나 소화액으로 파괴합니다. 자연적으로 타고난 면역이므로 '자연면역'이라고 합니다.

둘째는 '획득면역'입니다. 한 번 싸운 외부의 적을 기억하며 학습하고, 두 번째로 만났을 때는 가장 효과적인 공격으로 적을 제거합니다. 적의 정보를 획득하고 난 후에 다시 싸우기 때문에 '획득면역'이라고 합니다. 예를 들어 '홍역은 한 번 걸리면 평생 다시 걸리지 않다'는 이야기가 나오는 것은 획득면역 덕분입니다. 이 획득면역의 원리를 이용하여 백신을 개발하고, 예방접종이 이루어지는 것입니다.

이 대목에서 면역의 중요성을 환기할 만한 질병으로 HIV(인간면역결핍바이러스)/AIDS(후천성 면역결핍증) 등을 들 수 있습니다.

사실 HIV나 에이즈 그 자체가 어떤 특정 문제를 바로 발생시키는 것은 아닙니다. 잘 관리하고 치료를 받으면 질병에 걸렸다고 곧바로 사망하는 것도 아닙니다. 1985년 12월에 국내 첫 에이즈 환자가 보고되었지만 28년이 지나도록 여전히 생존해 있었던 것으로 알려졌습니다. 또 외국의 경우 건강을 잘 관리하면 에이즈에 걸렸더라도 기대수명을 채우고 사망하는 경우도 있습니다.

다만 HIV나 AIDS 증상이 인간에게 치명적인 것은 면역결핍으로 인해 발생하는 또 다른 질병들 때문입니다. 가령 HIV 바이러스에 감염될 경우 심혈관계 질환 및 지질 이상, 지방이영양증lipodystrophy, 당뇨 및 인슐린 저항성, 골 질환, 신장 질환, 간 질환, 악성 종양, 성기능 장애 등이 흔하게 발생합니다. 여기까지만 설명을 들어도 마치 온몸이 종합병동이 되어버린 느낌이 드시겠습니다만, 치명적인 것이 또 하나 있습니다. HIV 환자들은 흔히 심리적인 스티그마(stigma:오명)를 가지며 한국은 그 정도가 선진국에 비해 심합니다. 때문에 낮은 사회경제적 상황, 알코올중독 및 정신 질환, 우울depression과 불안 장애anxiety 등이 발생하기 쉽습니다.

이처럼 면역이 사라지면 우리는 이루 헤아릴 수 없는 외부의 적들에 노출됩니다. 면역은 그 자체만으로도 우리를 육체적, 정신적 차원에서 외부 스트레스로부터 지켜주는 첨병이라고 하겠습니다.

이렇게 면역력이 중요함에도 불구하고 일반인들은 '면역' 하면 단순히 감기예방 등 질병에 대한 저항력이나, 혹은 병에 걸린 다음의 2차적 치유력만을 떠올리는 분이 많습니다. 하지만 실은 면역에는 보다 적극적인 기능이 있습니다.

우리가 일반적으로 말하는 면역에는 중요한 3대기능이 있습니다.

---

① 감염예방 – 질병에 안 걸리게

② 건강유지 – 활력 넘치는 생활

③ 노화예방 – 젊고 건강하게

그리고 일반적으로 특별한 질병을 지니고 있는 사람이 아닌 다음에야 웬만한 질병은 약에 의존하지 않더라도 면역을 강화해 자가치유 능력을 극대화하여 막는 것이 바람직합니다. 더불어 현재 건강한 사람이라면 영양학을 조금 배워 식생활에 주의하며 적당한 운동을 하고 생활습관을 올바르게 갖출 경우 건강을 유지할 수 있습니다.

　심지어 최근에는 현대인들이 가장 두려워하는 실질적인 발생 가능 질병 중 하나인 암조차 면역 강화를 통해 치료하고자 하는 시도가 이루어지고 있습니다. 예컨대, 자신의 면역세포(T-세포)에 암세포를 색출해 낼 수 있는 키메라 항원 수용체CAR 유전자를 넣어 유전자를 재조합한 후, 면역세포를 배양해 수를 증가시킨 다음 다시 본인의 몸속에 넣어주는 방식입니다. 그리고 이렇게 몸속에 들어간 면역세포는 기존의 면역세포가 미처 찾아내지 못했던 암세포까지 색출해 파괴하기 때문에 전이가 된 경우에도 확실하게 잡아내며, 항암치료나 방사선치료가 지니는 부작용도 없어 미래의 암 치료 기술로 적극 연구되고 있습니다. [3]

면역 강화와 규소의 힘!

그러나 아무리 면역 강화를 통한 치료법을 개발한다 하더라도, 이런 방법들은 어디까지나 질병이 발병하고 난 이후의 사후적 치료에 국한됩니다. 마치 『손자병법』에서 말하듯 "싸우지 않고 이기는 것이 최선의 전략"인 것처럼, 애초에 질병에 걸리지 않게 하는 것이 더욱 중요합니다. 그리고 이를 위해 강력하게 추천할 수 있는 면역력 증강의 방책이 바로 규소 섭취입니다.

규소 섭취를 통해 면역력 증강 효과가 배가된다면, 우리 몸은 각종 기능의 활성 효과를 보게 됩니다.

특히 규소는 면역을 담당하는 흉선 및 비장의 기능을 활성화시켜 면역세포의 기능을 강화합니다. 그러나 별다른 노력 없이 방치하면 일반적으로 흉선은 출생 이후 노화에 따라 수축하면서 점차 면역세포를 많이 만들 수 없게 됩니다.

면역세포의 주요 기능은 체내를 순환하며 암세포를 발견하는 대로 이를 파괴하는 것입니다. 우리는 보통 '암에 걸렸다'는 표현을 자주 쓰곤 하지만, 사실 암세포는 어느 날 우연히 어디에선가 외계인이 지구에 출몰하듯 불쑥 나타나는 것이 아닙니다. 일상적인 생활 속에서도 우리 신체 내에는 암세포가 계속적으로 생겨나고 있습니다. 오늘 진단받은 암세포는 10년 전부터 상처받은 미토콘드리아가 회복되지 못하고 세포까지 상처를 가해 변형된 것일 수도 있습니다.

수천 년 전에도 그랬고, 수만 년 전에도 그랬습니다. 아주 먼 옛날 지구상에 생명체가 생겨나던 어느 과정 속 호기성 세포와 혐기성 세포의 어색한 동거가 이루어지던 날부터 미토콘드리아가 만들어내는 활성산소는 꾸준히 우리 몸에 암세포를 만들어왔고, 이를 억제하기 위한 면역세포의 활발한 활동 덕분에 어색한 동거는 지금까지 지속될 수 있었던 것입니다. 활성산소로 인해 좀비처럼 죽지 않고 버티며 우리 몸의 영양분을 앗아가는 암 세포를 면역세포가 닥치는 대로, 보이는 족족 파괴하기 때문에 우리는 암에 걸리지 않고 살 수 있었습니다.

그러나 노화나 환경오염, 영양 상태나 음식의 문제 등으로 면역 기능적 열세 상태에 빠지고 암세포의 증식을 허락하게 되는 상황이 지속되면 암에 걸리고 맙니다. 우리 몸의 호기성 세포와 혐기성 세포가 빚어낸 조화로운 앙상블의 역사가 비극적으로 끝나는 순간이라고나 할까요?

이런 비극적 결말을 막기 위해, 암에 걸리지 않도록, 또는 암에 걸리더라도 진행을 억제하기 위하여 규소는 중요한 중재자 역할을 합니다. 암을 초래하는 유해한 물질 또는 세포의 유전자를 손상시키는 활성산소 중에는 양전기(+)를 띤 것이 많습니다. 그러나 체내에 규소가 충분히 존재하면 암세포의 주위는 음이온( )으로 둘러싸입니다. 음이온이 공급된 활성산소의 에너지 준위는 더 이상 불안정하지 않습니다. 세포에 위험하지 않죠. 게다가 규소가 있는 한 음이온이 지속적으로 공급되기 때문에 암으로의 진행을 초래하는 물질을 음이온이 막아줍니다. 이것이 이른바 규소의 항산화 작용입니다.

면역과 흉선

사실 우리 몸은 태어날 때부터 이미 규소가 몸에 얼마나 절대적으로 필요한지 알고 있었던 것 같습니다. 가슴 한가운데에 주먹만한 규소의 덩어리를 달고 태어난 것을 보면 말입니다. 조물주의 신비로움이라고나 할까요? 바로 흉선이죠.

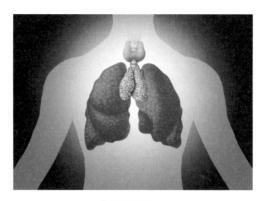

흉선의 위치

규소를 주요 성분으로 하여 구성되었으며 특히 암에 대해 중요한 역할을 담당하는 대표적인 장기가 바로 흉선입니다. 흉선은 면역세포를 훈련시키는 기관이며 일반적으로 노화에 따라 쇠퇴합니다.

그러나 규소를 보충하면 노화된 흉선의 수명도 연장되고, 활성화된 흉선은 나이가 들어도 필요한 면역세포를 만들어 줍니다.

특히 암세포에 대항하기 위해 중요한 것이 면역력이고 이를 위해 생성된 면역세포 중에 헬퍼T세포 등은 사령관 격에 해당합니다.

그 외에도 암세포를 공격하는 킬러와 같은 T세포, NK세포 등 면역세포가 수석으로나 활동석으로 충분해야 암세포와의 면역 전쟁에서 승리할 수 있습니다.

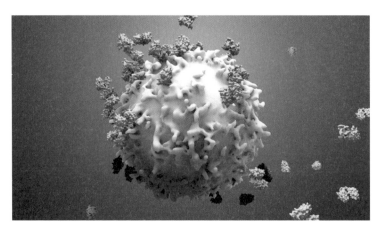
암세포를 공격하는 면역세포

또한 병사의 숫자만이 아니라 종류도 중요합니다. 암에 대항하려면 같은 면역세포 중에서도 대식세포나 호산구好酸球, 호중구好中球 등의 과립구보다 림프구가 많은 것이 중요합니다. 림프구는 백혈구의 일종으로 전체 백혈구 중 약 35% 정도를 차지하며, 우리 몸의 면역 계통을 담당하는 대표적인 세포입니다.

일반적으로 우리 몸은 각종 스트레스성 자극, 또는 질병 상황에서 자율신경계의 부조화가 발생하게 될 경우, 인체 내의 자율신경계에서 교감신경이 우위를 점하게 됩니다.

이해하기 쉬운 예를 들어볼까요? 한강 고수부지에서 화장실을 찾던 중 영화 《괴물》 속에 등장하는 괴물과 맞닥뜨렸습니다. 어떨까요? 동공은 커지고, 입에 침이 마르고, 심장이 두근두근 빨리 뛰며, 기관지가 넓어져 숨소리는 거칠어집니다. 너무 놀란 나머지 방광의 수축이 억제되어 좀 전에 소변이 급해서 화장실에 가려던 것도 잊을 수 있습니다. 그리고 극도의 자극으로 소화액 분위가 억제되어 배고픈 줄도 모릅니다. 이것이 바로 교감신경의 작용이죠.

그런데 알고 보니 괴물이 진짜가 아니고 서울시에서 설치한 조형물이었습니다. 그 순간 긴장이 풀리고 동공은 좁아집니다. 갑자기 말랐던 입안에 침이 돌고, 위장에서는 소화액이 분비됩니다. 빠르게 뛰던 심장은 다시금 느려지고, 방광이 수축되어 오줌이 마려워집니다. 기관지가 좁아져 거친 숨소리도 잔잔해집니다. 이제 느긋하게 강변의 화장실에 찾아가 볼일도 해결하고, 맞은편 매점으로 들어가 즉석 라면을 한 그릇 해치우게 만드는 것이 바로 부교감신경의 작용입니다.

이 과정을 면역력의 관점에서 보면, 괴물이 나타날 때 아드레날린의 분비가 증가하고 과립구가 반응하여 숫자가 늘어나며 활성화됩니다. 반대로 괴물이 가짜임을 알면 부교감신경이 우위를 점하여 아세틸콜린의 분비가 증가하고 림프구가 반응하며 숫자가 늘어 활성화됩니다. 그리고 이를 통해 자율신경계의 활성과 면역력이 밀접한 관련을 맺고 반응함을 알 수 있습니다.

과립구의 표면에는 아드레날린 수용체adrenergic receptor가 존재하고, 림프구의 표면에는 아세틸콜린 수용체cholinergic receptor가 존재합니다. 그래서 교감신경의 긴장상태에서는 과립구의 비율이 더 높아지고, 부교감신경의 긴장상태에서는 림프구의 비율이 더 높아지게 되는 것입니다.

아드레날린: 세포 간 정보전달을 수행하는 호르몬 및 신경전달
　　　　　물질. 강한 혈당 상승, 심장의 박출력 증강, 말초 혈
　　　　　관 저항 감소 작용을 일으킨다.
아세틸콜린: 운동신경과 부교감신경의 전달물질. 혈압강하, 장관
　　　　　수축, 심장박동 억제, 골격근 수축 등의 반응을 일으
　　　　　킨다.

그런데 실제로 규소가 부족한 쥐에게서 비장 림프구 증식이 감소하였다는 보고가 있었으며(Akuginova 등, 1995), 닐센Nielsen, 2008은 쥐에게 장기간 규소를 보충하였을 때 순환 림프구 수가 증가하고, 호중구의 수는 감소하였다고 보고하였습니다. 또한 림프구에서 분비되는 염증성 사이토카인의 변화를 살펴보기 위하여 리포 다당류Lipopolysaccharide: LPS로 유도한 염증 상태에서 실험을 진행한 결과, 규소가 염증성 사이토카인을

감소시켜 항염증 효과가 있다고 보고하기도 하였습니다.[4]

면역의 핵심, 장관腸管 면역

한편 면역의 핵심이 되어 암으로부터 생명을 지키는 또 다른 방어기제가 바로 장관腸管입니다. 여기에서도 우수한 면역세포가 만들어지고 있습니다.

장관에는 점막 고유층lamina propia:LP이나 파이어 판peyer's patch:PP이라는 독특한 면역 기관이 있고, 이들과 상피 세포 사이에 T세포와 B세포, NKNatural Killer세포 등의 림프구, 대식세포Macrophage:Mφ, 수지상 세포Dendritic cell:DC 등이 집결해 있습니다. 각각의 기능에 관해서는 아직도 알 수 없는 부분이 많지만, 장관 면역계의 특징은 인체에 안전한 것과 이물異物을 구별하고, 위험한 것만을 배제한다는 것입니다.[5]

더구나 장내 세균들이 다양하게 번식하고 있어, 우리의 장 자체가 하나의 생태계라고 할 수 있습니다. 사실 포유동물의 장내에 살고 있는 세균군은 성인의 경우 1g의 변 속에 약 70~80종의 균이 총 1조 개 정도 있으며, 통상 우리 변의 부피 중 약 절반은 장내 세균이 차지한다 해도 과언이 아닙니다. 이 중 주된 것은 혐기성 세균인 박테로이데스Bacteroidales, 에우박테리움Eubacterium, 피비도박테리움Bifidobacterium, 연쇄구균 등이며, 대장균 등은 상대적으로 수가 적습니다. 또 이 외에 소량의 효모나 사상균 등을 들 수 있습니다. 그리고 이들 장내 세균군은 장내 환경이나 세균 상호 간의 작용에 의해 그 수가 변하기도 하지만 대체로 생태계의 균형을 유지하면서 서식하고 있습니다.

2003년 인간 유전체가 완전 해독되었으나 인간이 가지고 있는 유전물질의 정보량이 예측했던 것의 1/5에 불과한 것으로 밝혀지면서 많은 사람들에게 충격을 주었습니다. '작은 우주'라고 불릴 정도로 복잡다기한 전기·화학적 반응이 수시로 일어나며 균형을 유지하고 있는 인체, 이토록 복잡한 인체를 유지하는 데에 필요한 정보량으로는 턱없이 적은 양이기 때문입니다.

이 시점에서 새롭게 주목받기 시작한 것이 인체 내 미생물에 대한 연구입니다. 인체 내의 미생물은 인간이 가진 고유 세포 수의 10배에 달하며 이들의 유전자 정보는 인간의 100배에 달할 정도이기 때문입니다.

이러한 인체, 특히 장관 내의 미생물 군집을 연구하는 국제 프로젝트 HMPHuman microbiome project와 MetaHITMetagenomics of the Human Intestinal Tract의 연구를 통해 인체 미생물이 인간에게 미치는 막강한 영향력이 차츰 밝혀지고 있습니다. 이를 연구하는 학자들은 우리 장내에 상존하는 미생물 군집의 유전정보가 우리 몸의 유전정보와는 별개의 존재임에도 불구하고 우리 몸의 일부처럼 중요한 역할을 맡고 있다는 의미에서 세컨드 게놈second genome이라고 부르고 있습니다.

그렇다면 이렇게 막강한 장내 미생물은 우리 몸 안에서 어떤 역할을 담당하고 있을까요? 최신 연구로 밝혀지고 있는 장내 미생물의 역할은 놀라울 정도입니다. 인간의 몸에서 쉽게 흡수하기 어려운 물질을 흡수 가능한 형태로 전환하는 일, 비타민 K의 생산과 철분 흡수, 담즙산 대사 등 인체의 전반적인 대사 과정 및 생리작용에 영향을 미치는 것이 보고되고 있습니다. 또한 병원성 세균의 침범 억제, 장 표피세포의 손상 방지, 장 점막의 면역 증강, 면역세포의 활성화 등 인체 면역반응에 중요한 역할을 맡고 있다는 사실이 알려지고 있습니다.

이렇게 장내 미생물들이 우리 몸의 다양한 호르몬 생성과 면역계 발달에 관여하고 있다는 사실이 알려지자 여기에서 더 나아가 장내 미생물들의 종류와 활동 정도가 자폐증autism, 천식asthma, 아토피atopy, 비만 등과 같은 다양한 범위의 질병들과 밀접한 연관성이 있는 것으로 밝혀지고 있습니다.

특히 천식, 아토피, 류머티즘 관절염 등 자가면역에 관련된 질환들의 경우 장내 미생물을 조절함으로써 치료의 문을 열기 위한 연구들이 활발하게 진행되고 있습니다. 이를테면 인체 내의 면역세포 중 T세포는 정상적인 상태에서는 다양한 종류의 T세포들 간의 밸런스를 유지하고 있지만, Th2세포만 지나치게 활성화될 경우에는 아토피피부염, 천식과 같은 알레르기 질환을 일으키기 쉽고, Th1 혹은 Th17세포가 지나치게 활성화되면 류머티즘 관절염과 같은 자가면역질환이나 염증성 질환을 유발하기 쉬워지는데요. 이렇게 특정 면역세포가 너무 많아도, 너무 적어도 곤란해지는 면역계의 밸런스를 맞추기 위해 장내 미생물을 이용하는 연구가 진행되고 있습니다. 그러나 장내 환경이 나쁘기 때문에 장에서 나쁜 균만이 만연해 이와 같은 면역세포들이 제대로 활동하지 못한다면 그다지 높은 면역력을 기대할 수 없습니다. 따라서 장관을 깨끗하게 하고 좋은 균이 우세한 상태로 유지하는 것이 중요합니다. 그리고 이때 수용성 규소는 장내 환경을 유익균 우위의 상태로 바꾸고 유지해 주는 데에 탁월한 효능이 있습니다. 특히 규소에 다량 함유되어 있는 식이섬유는 장내 세균을 활성화하고 장내 환경을 정돈하면서 장관면역력을 높입니다. 또 식이섬유를 많이 섭취하면 체내 장관이 깨끗해지고 암의 원인이 제거되어 면역세포도 일하기 쉬워집니다.

최근 암이나 파킨슨병, 당뇨병 등의 난치병이 대표적인 생활습관병이 되었으며, 이들 대부분은 현대의학으로 치료해도 좀처럼 완치가 되지 않는 일이 많습니다. 최첨단 연구나 최신 약을 가지고도 많은 난치병은 좀처럼 치료되지 않습니다. 심지어 치료 자체가 환자를 괴롭히고 생명을 단축시키는 경우까지도 보게 됩니다. 이때에 수용성 규소를 공급함으로써 병든 부분의 복구와 체력 회복이 이루어지면 환자가 좀 더 적극적인 치료를 버텨내고 기능을 회복해 치유에 한층 다가설 것입니다.

알레르기 치료는 장관 상피세포 기능에 달려있다

상피세포는 인체의 바깥부분을 쌓고 있는 세포조직으로서 외부로부터 인체를 보호하는 최전방 조직이라고 할 수 있습니다. 특히 인체가 섭취하는 외부의 음식물을 흡수 및 통과시키는 장관의 특성상 장관의 상피세포는 인체 내부에 존재하는 최전방 중에서도 최전방입니다. 음식물과 함께 들어온 악성 물질을 조금도 통과시키지 않겠다는 의지로 가득 찬 기관이라고 봐도 무관할 것입니다.

인체에서 장관 상피세포는 몇 가지의 역할을 담당하고 있습니다. 첫 번째는 영양소의 흡수입니다. 섭취된 여러 영양소 및 비영양소는 장관 상피세포와 접하게 되고 상피세포는 다양한 경로를 통해서 영양소는 흡수하고 비영양소는 배출합니다. 이를테면 장관 상피세포는 인체에 반드시 필요한 영양소인 글루코스glucose, 아미노산amino acid, 펩타이드peptide, 비타민 등을 흡수할 수 있는 전용 경로를 갖추고 있습니다.

이러한 장내의 영양소 흡수 경로들은 굉장히 중요한데요. 영양소와 함께 인체에 염증 및 알레르기를 유발시키는 물질들도 섞여 들어오기 때문입니다. 그렇기 때문에 여기서 장관 상피세포가 가진 두 번째 기능이 중요해집니다. 장관 상피세포는 영양소의 흡수 경로를 관장하는 수문장으로서 영양 흡수 경로를 통해 들어오는 물질들의 장벽 투과율을 결정하는 등의 방법으로 영양소가 아닌 물질의 투과를 막습니다. 즉 장관 상피세포가 가진 물질 흡수 경로 조절 기능, 통칭 장벽 기능은 장관이 가지고 있는 중요한 면역기능의 일종이라고 볼 수 있으며 염증성 장 질환이나 음식 알레르기 같은 증상이 발현된다는 것은 이러한 장관 상피세포의 장벽 기능이 제 역할을 하지 못하고 있다는 뜻입니다.

장관 상피세포의 역할 중 마지막 하나는 면역세포의 조절입니다. 장관 상피세포는 케모카인chemokine이나 사이토카인cytokine이라는 물질의 생산을 통해서 체내의 면역세포들과 상호작용을 하며, 직접적으로 인체의 면역에 관여합니다. 장관 상피세포에서 생산되는 케모카인이나 사이토카인은 그 종류에 따라서 음식 알레르기 등의 염증반응을 완화하기도 하지만 악화시키기도 하는데 장관 상피세포에서 분비되는 IL-10은 항염증성 사이토카인으로서 염증을 완화할 수 있는 반면, IL-8은 염증성 사이토카인으로서 유도된 염증반응을 더 악화시키는 것으로 알려져 있습니다.

장관 상피세포가 면역에 이토록 중요한 영향을 끼치는 만큼 식품을 통해 알레르기를 완화하거나 치료하는 것에 대한 연구도 꾸준히 진행되고 있습니다. 예를 들면 한약재로 사용되는 식물 중 하나인 황금Scutellaria baicaleinsis은 장관 상피세포의 배리어 기능을 증가시켜 알레르기 유발 물질의 침투를 저해하는 것으로 알려져 있습니다. 또한 커피에 포함된 폴리페놀의 일종인 클로로젠산chlorogenic acid은 염증성 사이토카인인 TNF-alpha나 IL-8을 효과적으로 어제히는 것으로 알려져 있습니다.

수용성 규소는 혈관 벽을 포함한 인체 내의 여러 장벽들의 원료가 되며 이들의 기능을 강화시키는 힘을 가지고 있습니다. 그렇기 때문에 수용성 규소의 적절한 섭취는 장관 상피세포의 장벽 능력을 강화하고 알레르기를 예방할 수 있을 것으로 여겨집니다. 특히, 염증성 사이토카인인 IL-8은 인체 세포 내의 산화 스트레스로 인해 생성되는 경우가 많은데 강력한 항산화능력을 가진 수용성 규소를 통해 생성을 줄일 수 있는 셈입니다.

시상하부와 뇌 피로 증후군

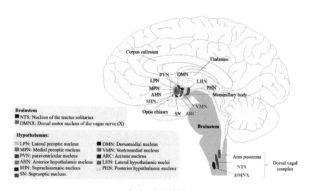

뇌의 시상하부

면역력은 뇌에서 30%, 장에서 70%가 생성되고 있습니다. 그러나 실제로 면역의 중심은 뇌의 시상하부입니다. 장에서 70%가 만들어지긴 하지만 시상하부의 명령에 따라야 하기 때문입니다. 장도 물론 독자적인 신경계(자율신경)를 갖고 있지만, 크게는 시상하부의 관할하에 있습니다.

면역은 대단히 복잡한 기구와 기능의 협동으로 구성되어 있어 이를 칭하는 이름 역시 점점 길어지고 있습니다. 과거에는 단순한 '면역'이라는 개념으로 불렸지만 새로운 분야의 연구가 발표됨에 따라 지금은 '정신-신경-내분비 면역'이라는 이름으로 불리고 있습니다. 그만큼 복잡한 것이 면역입니다.

그러나 이를 간단히 요약해 보면 크게 3가지 시스템으로 나눌 수 있습니다.

---

① 백혈구 – 림프구

② 자율신경 – 내장지배

③ 내분비 – 호르몬 대사

물론 이 복잡하고 난해한 면역 시스템의 중심은 시상하부입니다.

앞서도 잠깐 이야기했지만, 자율신경계는 교감신경과 부

교감신경으로 구성되고, 이들은 기능적으로 상호 길항작용을 갖습니다. 교감신경은 스트레스를 받았을 때 생명체를 보호하는 "응급기능emergency function"에 관여하고 환경의 변화에 따른 항상성에 관여하기 때문에 이화異化신경계catabolic nervous system라 합니다.

반대로 부교감신경은 식물성 기능과 밀접한 관계를 가져 기관을 보호하고 에너지의 유지와 회복에 관여하기 때문에 동화신경계anabolic nervous system라 합니다.

내장 장기들은 일반적으로 교감신경과 부교감신경의 이중 지배를 받고 있기 때문에 한편으로는 촉진되고 다른 한편으로는 억제되는 길항적 반응을 보입니다.

면역 시스템이 악화되는 요인은 여러 가지입니다만 종국에는 교감신경의 과로로 인한 뇌피로 증후군으로 귀착된다고 할 수 있습니다.

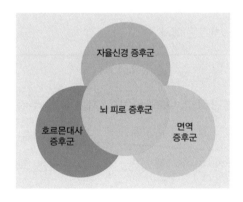

시상하부에 위치한 생명과 직결되는 3대 시스템은 독자적으로 기능하기보다 함께 협동합니다. 어느 하나가 고장이 나면 함께 있는 다른 시스템에도 문제가 생깁니다. 면역체계가 왜 그리 복잡한가는 위 그림을 보면 알 수 있습니다. 과로로 인해 뇌피로 증후군이 오면 온 몸에 특히 생명과 직결되는 모든 기관에 문제가 연달아 생겨나게 됩니다. 실제로 면역현장의 실전부대는 자율신경과 백혈구입니다. 특히 백혈구의 림프구는 앞서 언급한 바와 같이 강력한 전사와도 같습니다.

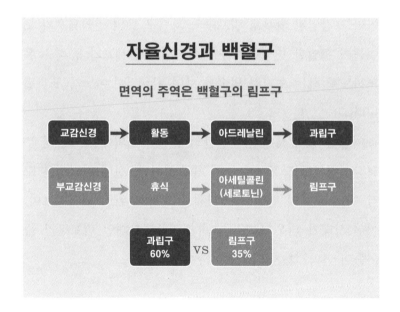

또 과립구는 교감신경 흥분으로 싸울 때 세균침입에 대항하기 위해 증가합니다. 과립구는 활동주기가 겨우 2일이어서 이것이 사멸할 때 엄청난 활성산소를 발생시켜 주위 조직에 손상을 줍니다.

이에 관해 흥미로운 이야기를 하나 해드릴까요?

암을 치료하기 위해 인류가 처음으로 시행했던 방법도 바로 이 과립구와 림프구의 면역 반응을 이용한 치료방식이었습니다. 고대 이집트의 '에드윈 스미스 파피루스Edwin Smith Papyrus'에는 두개골에 종양이 있으면 환부를 절개한 후 인위적으로 감염을 일으켜 종양을 제거하라고 적혀있습니다. 이는 아마도 감염된 환부로 림프구와 과립구 등의 면역세포가 모여들어 활발한 면역반응을 일으키면서 암세포가 공격을 유도하도록 하는 초기적 의술을 보여주는 것이 아닐까 생각됩니다.

이렇듯 고대 시대부터 인간의 건강과 면역에는 교감과 부교감신경의 적당한 밸런스가 중요했지만, 현대 한국인은 교감 대 부교감의 밸런스가 대체로 교감 우위로 되어있으며, 이런 상태가 더욱 심화된다면 면역주력부대인 림프구가 줄어들어 면역체계가 약화됩니다.

장관면역腸管免疫과 파이어 판

　최근 가장 주목받고 있는 면역조직은 장관腸管입니다. 장관은 소화기관 중에서도 소장에서 대장에 걸쳐있는 장기를 말하며 그 장벽에는 방대한 면역세포가 대기하고 활동하고 있다는 점에서 주목받게 되었습니다. 비장과 장관에 대부분의 면역세포가 모이며 이들 장기를 기반으로 면역세포가 전신의 혈관이나 림프관으로 돌고 있는 것이 사실입니다.

　일반적으로 소화기란 입에서 항문까지의 길이 8~10미터에 달하는 장기를 말합니다. 우리는 음식으로부터 영양분을 섭취하며 살아가기 때문에 이 소화기 구간에 음식이라는 이물질을 통과시켜야 합니다. 때문에 어떻게든 외부 이물질의 침입을 방지하면서도 그 영양분만을 섭취해야 합니다. 따라서 소화기는 내부이면서도 내부가 아닌 '내면의 외부'라고 알려져 있습니다.

　이 이물질들로부터 내부를 보호하기 위해, 먼저 입에서는 살균력이 있는 침이, 위장에서는 염산과 동등한 위산이 음식을 녹입니다. 혼입된 병원체가 있으면 이것으로 대부분은 사멸됩니다. 그리고 위를 통과해 걸쭉한 상태가 된 음식은 소장에 보내집니다. 소장에서는 영양을 흡수해야 하기 때문에 바이러스나 세균, 독물이 혼입되어 있으면 큰일입니다.

소장은 체내 최대의 위험지역입니다. 여기에서는 체내에 흡수해도 될 것과 나쁜 것을 정확하게 선별해야 합니다. 강력한 면역력, 그것도 즉시 판단할 수 있는 독립적인 면역력이 필요합니다.

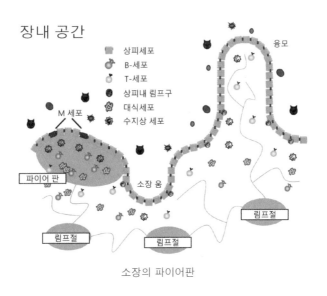

장내 공간

상피세포
B-세포
T-세포
상피내 림프구
대식세포
수지상 세포

융모

M 세포

파이어 판

소장 움

림프절

림프절

림프절

소장의 파이어판

그래서 장관, 특히 소장 장관에는 특수 면역세포가 있는 돌기가 빽빽하게 난 '파이어 판'이라는 면역조직이 있습니다. 돌기에 난 세포가 세균 등의 이물질을 흡착하고 뒤에서 대기하는 헬퍼T세포에 전달하면 T세포는 B세포로 항체를 만들게 하고, 그 항체로 세균이 체내에 침입하는 것을 막습니다. 이렇게 장관의 면역 시스템은 뚜렷하고 독특할 뿐만 아니라 사실 우리 면역기능의 60~70%을 차지하고 있습니다. 이러한 점을 감안해 보면, 우리의 건강과 암을 이길 힘도 장관에 달려 있는 셈입니다. 그렇다면 장관 면역의 핵심은 어디일까요? 바로 '파이어 판'이라는 곳에 있습니다. 이것은 정확하게 소장 끝부분에 존재합니다. 소장 내부는 전체적으로 끈적끈적한 융털로 덮여있는데 소장 끝부분 쪽에 융털 없이 패치워크(여러 종류의 천 조각을 꿰맞춘 옷감)처럼 직경 수 센티미터의 타원형 판 수십 개가 펼쳐진 공간이 나타납니다. 이 부분이 바로 파이어 판입니다.

파이어 판의 가운데쯤에는 M세포라는 것이 2개 존재합니다. 이 M세포는 파이어 판 안으로 여러 가지 물질을 끌어들이게 됩니다. 그런데 여기서 놀라운 현상이 일어납니다. M세포를 통해 규소가 파이어 판으로 들어가면 파이어 판이 활발해지면서 파이어 판 내의 면역세포들이 움직이기 시작하는 것입니다. 파이어 판 속에는 NK세포, B세포, 헬퍼 T세포, 킬러 T세포, IgA 항체 등의 다양한 면역세포가 저장되어 있는 만큼, 이것들이 활발하게 움직이기 시작하면 우리의 면역에 미치는 효과는 상당히 크다고 생각해도 무방할 것입니다.

우리 몸의 면역계 중에서도 60~70%에 달하는 장관 면역계를 깨어나게 하는 핵심이 이 파이어 판에 있으며, 이 파이어 판을 깨울 수 있는 물질이 바로 규소라는 것입니다. 또한 오로지 수용성 규소만이 파이어 판으로 흡수되어 M세포에 닿을 수 있으므로, 수용성 규소야말로 장관 면역을 깨우는 핵심이라고 할 수 있을 것입니다.

한편 수용성 규소 외에도 파이어 판을 자극하여 깨울 수 있는 물질이 존재합니다. 바로 장내 파이어 판에 위치한 장내세균 무리, 즉 장내 플로라입니다. 파이어 판에 위치한 장내 플로라 속 유익균 중에는 활성화되면서 파이어 판을 자극하여 면역세포를 만들어내는 균이 존재합니다. 그리고 이러한 유익균들은 식이섬유, 특히 수용성 식이섬유를 먹이로 하고 있기 때문에 수용성 식이섬유를 잘 공급해 줄 경우 빠르게 활성화되면서 번식합니다. 즉 '수용성 규소'와 '수용성 식이섬유'를 꾸준히 섭취해 줄 경우 장내 파이어 판을 깨워 면역체계를 활성화할 수 있다는 의미입니다.

요구르트와 올리고당으로
장내환경은 개선되는가?

바이러스나 세균 등의 병원균 침입을 방지하고 우리의 건강을 지켜주는 장관면역과 장내에 상주하는 강력한 면역군단인 장내세균. 이를 활성화하려면 어떻게 해야 할까요?

일반적으로 권장되는 것은 유산균, 비피더스균 등의 좋은 균이 풍부한 요구르트를 먹는 것입니다. 최근에는 위산이나 담즙 등의 소화액에도 죽지 않고 '창자까지 닿는다.'라고 선전되는 요구르트가 많이 판매되고 있기 때문에 이런 것을 먹는 것도 좋을 것입니다.

그러나 기억해야 할 것은 장관은 이미 100조 개가 넘는 장내세균이 빽빽이 정착하고 있는 환경이라는 것입니다. 장내세균은 그 사람의 체질 그 자체이며 하루아침에 바뀌지 않습니다. 아무리 좋은 요구르트를 먹어도 그 속에 포함된 좋은 균이 장내에 정착하기는 어려운 것 같습니다. 유산균과 비피더스균은 죽어도 장내세균의 먹이가 됩니다. 요즘 유행하는 유산균 중 프로바이오틱스Probiotics와 프리바이오틱스Prebiotics가 바로 그것입니다. 둘 다 좋은 효능은 지니지만 성격 자체가 다른 면이 있죠.

프로바이오틱스란 체내에 들어가서 건강에 좋은 효과를

주는 살아있는 균을 말합니다. 또 프리바이오틱스란 장내에서 프로바이오틱스의 먹잇감이 되어주며 장내 환경을 개선하는 물질을 말합니다. 따라서 과도한 기대를 가지지 않고 습관을 들여 꾸준히 먹다 보면 조금씩 장내에 거처를 찾아 언젠가는 장내환경 안정에 한몫할지도 모릅니다.

또 요즘 웬만한 분들은 한번쯤 다 들어보았을 올리고당도 장에는 좋은 것 같습니다. 올리고당oligosaccharides은 글루코스glucose, 프룩토스fructose, 갈락토스galactose와 단당류 당糖이 2~8개 정도 결합한 것으로 감미를 가진 수용성의 결정성 물질입니다. 기존의 감미료인 설탕, 맥아당 등이 가진 건강상의 결점을 개선할 목적으로 효소 합성에 의해 만들어진 당이라고나 할까요? 이 기능성 당은 탄수화물로부터 유래한 소재로 생리적 기능과 물리화학적 특성이 우수하여 식품에 응용할 수 있는 범위가 넓습니다. 이 특수한 당은 장내세균의 먹이가 되어 이를 증가시키고 장내환경을 정돈한다고 합니다. 따라서 일상에서의 까다로운 선택이 조금 수고롭더라도 단순한 설탕보다는 기능성 당을 잘 활용하는 것이 장내환경 개선에 도움이 됩니다.

수용성 식이섬유에 대해서 조금 생각해 봅니다. 장내 환경을 정비하고 장내 면역을 활성화시키는 수용성 식이섬유는 다양한 종류의 다당류 물질로 이루어져 있습니다. 이 중 주목할 만한 물질이 올리고당과 점액다당류, 그리고 리포다당류입니다.

올리고당은 위에서 기술한 대로 기존의 감미료가 가진 건강상의 결점을 개선할 목적으로 효소 합성에 의해 만들어진 당이며, 생리적 기능과 물리화학적 특성이 우수하여 장내 유익균의 먹이가 되고 이를 통해 장내 파이어 판을 자극하게 됩니다.

점액다당류는 끈적끈적한 점액을 내는 야채류에 특히 많이 포함되어 있습니다. 인간의 소화기는 대부분 점막으로 되어있고, 점막은 점액을 분비합니다. 파이어 판 역시 장 점막 안에 있는 기관이기 때문에 점액다당류의 끈적한 성분은 장이 분비하는 점액에 섞여 파이어 판에 손쉽게 도달합니다. 그렇다면 점액다당류는 어떤 제품을 섭취하면 좋을까요? 낫또나 오크라 등 끈적끈적한 음식에 주로 포함되어 있습니다. 더 넓게 말하면 히알루론산, 콘드로이틴, 콜라겐 등도 점액다당류에 들어간다고 할 수 있습니다. 특히 콜라겐은 많은 사람들이 섭취하고 있는 식이섬유이기도 합니다.

마지막으로 리포다당류는 인간이 손대지 않은 자연 속의 다당류입니다. 비료 등 인간의 손길이 닿지 않아도 자연적으로 번식하는 느타리버섯 등의 버섯류, 미역귀 등의 해조류, 은행 등의 나무열매, 죽순, 연근 등의 채소에 많이 함유되어 있습니다. 이들은 위나 소장에서 소화되지 않고 대장에 도달하여 파이어 판을 자극하고 면역세포를 활발하게 만듭니다.

흉선은 엘리트 면역세포학교

우리 몸의 면역 체계를 구성하는 세포는 골수에서 만들어지고 있습니다. 그러면 골수는 어디에 있을까요? 골수骨髓는 말 그대로 골骨의 수髓입니다. 수髓란 뼛속에 차있는 누른빛 즙액汁液을 말합니다. 집에서 사골국을 끓여 드셔 본 분들은 아시겠지만, 뼈는 속이 단단하게 꽉 찬 것이 아니라 진액으로 채워진 파이프와 비슷합니다. 그렇다고 이 골수가 아무 곳에나 있는 것은 아닙니다. 척추와 상완골, 그리고 다리의 대퇴골 등 굵은 뼈의 중심에 있습니다. 쉽게 생각하면 속이 비워져 뭔가 다른 것이 채워질 정도의 용적이 되는 굵은 뼈들에만 골수가 있습니다. 그리고 이 골수에서는 우리 몸의 면역세포가 만들어집니다. 군대로 말하자면 논산 신병훈련소와 같은 곳이라고나 할까요? 아기병사가 탄생해 군기가 바짝 들어 뚜벅뚜벅 걸어 나오는 곳이 바로 우리 몸의 골수입니다.

하지만 이 아기병사 면역세포는 아직 전투 경험이라고는 없습니다. 이대로 전쟁터에 내보낼 수는 없습니다. 실제로 군대에서도 보직에 따라 훈련소에서 나온 뒤에도 또 다른 학교에 보내져 교육을 받는 병사들이 많이 있죠. 우리 몸에도 바로 그런 아기병사 면역세포의 2차 훈련소가 있습니다. 그것이 바로 흉선입니다.

골수에서 만들어진 면역세포의 일부는 흉선이라는 조직에 보내져 특별훈련을 받습니다. 특별훈련이란 이물질을 식별하는 훈련이며 그 물질을 '적으로 판단하여 공격 지령을 내린다.' 또는 '적이 아니라고 판단하여 무시한다.'를 판단하는 것입니다. 아기병사였던 면역세포가 이 식별훈련을 받고 나면 최고의 저격수가 될 수 있습니다.

이러한 훈련을 받고 합격한 세포만이 T세포가 되고 또한 헬퍼T세포, 또는 공격전문인 킬러T세포와 NK세포로 분화합니다. 그리고 혈액 속에서 외부의 적 등 이물질에 대비하는 깃입니다. 참고로 NK세포란 자연 살해 세포를 말하는 것이며, 쉽게 말하면 '타고난 살인자'입니다. 뒤숭숭한 이름이지만 적을 살상하는 능력이 뛰어나 특히 암세포에 대해서는 최강입니다.

특별히 이 세포는 헬퍼T세포의 지시를 받지 않고 행동하며 암세포 등을 발견하면 금세 접촉, 퍼포린perforin이라는 총 알을 발사해 파괴해 버립니다. 이러한 공격력이 있기 때문에 안에 대한 면역요법 등으로 이용되는 세포입니다.

그러나 흉선은 어릴 적엔 크고 기능이 활발하지만 나이가 들면 차츰 작아지면서 기능을 거의 하지 않게 됩니다.

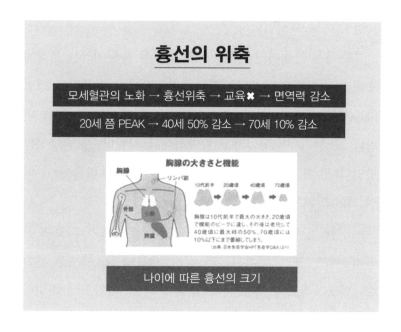

하지만 흉선의 기능을 회복할 수 있는 방법은 있습니다. 흉선은 규소로 구성되어 있습니다. 위축된 후에도 규소를 복용하고 가슴 중앙에 가볍게 진동을 주거나 두들겨 자극을 주면 새로운 혈관이 만들어져 흉선이 커지면서 기능이 회복됩니다.

비장에서 면역체계는 더욱 강화된다

면역에 관련된 또 다른 장기도 있습니다. 바로 비장입니다. 비장은 별로 지명도가 없는 장기였으나 최근 연구에서는 중요한 면역조직임이 밝혀지고 있습니다. 비장은 심장 아래 왼쪽 옆구리 부근에 있고 크기는 주먹 정도입니다.

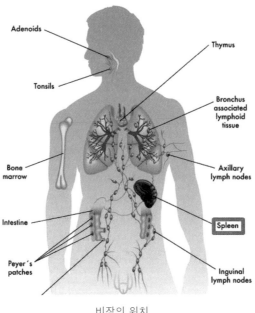

Organs of the Immune System

Adenoids
Thymus
Tonsils
Bronchus associated lymphoid tissue
Bone marrow
Axillary lymph nodes
Intestine
Spleen
Peyer´s patches
Inguinal lymph nodes

비장의 위치

내부에 그물처럼 생긴 조직이 있고 거기에서 동맥으로부

터 흘러나온 혈액을 여과하여 신선한 혈액을 혈관으로 다시 보내는 일을 하고 있습니다. 특히 오래된 적혈구를 걸러내어 처리하는 기능이 있어 불필요한 성분은 처분하고 아직 사용가능한 철분 등은 재사용하는 일을 하고 있습니다.

비장의 그물모양 조직 주변에는 면역세포가 많이 대기하고 있어 그물눈에 걸린 혈액 중의 세균이나 이물질을 취합해 처리하는 일을 하고 있습니다. 일설에 의하면 여기에는 몸 전체의 4분의 1에 해당하는 면역세포가 집결해 있어 면역기능의 핵심이라고 할 수 있는 기관입니다. 이전에는 '없어도 되는 장기'로 생각되어 위암 수술 시 주변에 침식하는 것을 걱정하고 잘라내기도 했습니다. 그러자 나중에 환자가 심각한 감염에 걸리는 경우가 많아져 문제가 발생하여 재검토하게 되었습니다. 오늘날 다시 비장은 면역조직으로서의 존재가치를 인정받고 있습니다.

한편 수용성 규소에 의한 비장의 면역력 강화 실험이 있었습니다. 이에 따르면 수용성 규소를 섭취한 쥐의 면역세포가 증가하고 특히 비장의 힘이 강화되었다는 결과가 나왔습니다. 또한 비장 유래의 면역세포가 증가하였습니다. 이것은 수용성 규소가 비장 세포를 활성화시켰다는 것을 의미합니다. 또 다른 실험에서는 규소 자체에도 세균을 억누르는 정균력이 있는 것이 밝혀졌습니다. 이것은 체내에서는 면역력 그 자체입니다.

규소의 주요 효능

1. 혈액의 정화
2. 혈관의 강화
3. 면역력의 증가
4. 활성산소의 해소
5. 만성피로의 개선
6. 자율신경의 조절
7. 골다공증의 개선
8. 안정적인 영양공급
9. 알레르기의 개선
10. 소염, 진통의 효과

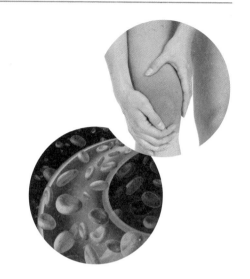

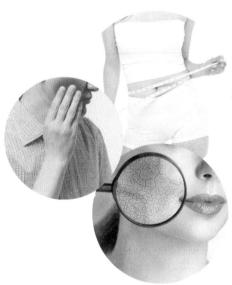

11. 다이어트 효과
12. 피부 노화의 개선
13. 탈모, 백모의 예방
14. 치주염의 개선
15. 숙취의 해소
16. 환경의 정화
17. 원적외선 방출
18. 음이온 방출
19. 나트륨 농도 저감
20. 애완동물의 관리

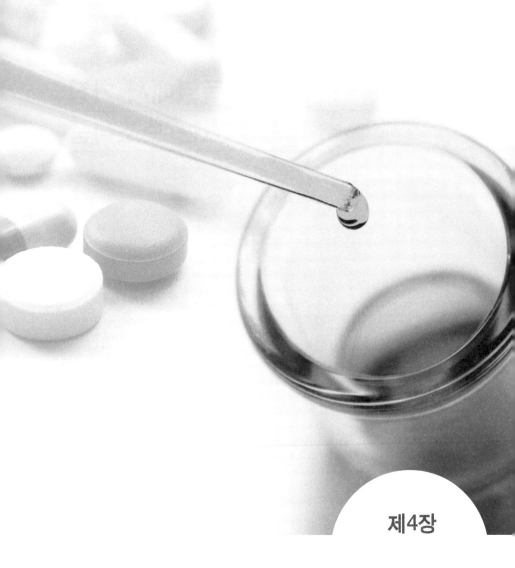

제4장

규소
이용의 현황과
활용방법

1 독일에서 가장 평판 있는 보조식품

    유럽에서는 규소의 중요성이 널리 알려져 있어 필수영양소로 오래전부터 인정받고 보조식품으로 복용하고 있는 사람들이 많이 있습니다. 특히 독일에서는 4번째의 필수영양소로 인정받고 있습니다. 규소는 가장 인기가 있어 오랫동안 제일 잘 팔리고 있는 보조식품입니다.

    독일에서는 보조식품의 의미가 각별합니다. 그들 문화에서 '보조식품은 의약품에 준하는 것'으로 취급받습니다. 독일에서는 병에 대한 치료제가 반드시 약일 필요는 없습니다. 보조식품을 먹어서 증상이 개선되면 보조식품으로 해결합니다. 그리고 의학이 아니면 고칠 수 없는 증세에 대해서만 병원에 가는 것입니다. 이런 식으로 합리적이며 실용적인 것이 그들의 사고방식입니다.

    그러나 합리적이며 실용적인 것을 중시하는 독일의 건강

보조식품에는 세계에서 가장 까다로운 기준이 있어서 이를 만족하지 못하면 판매를 할 수 없습니다. 오염되지 않은 자연의 원료를 사용하여 WHO가 정해 놓은 의약품 제조공정 기준을 지키고 임상실험으로 의학적인 증명을 하는 것을 의무화하고 있습니다. 정말로 '의약품에 준하는' 엄격한 기준을 통과한 보조식품에 대한 소비자의 신용이 두텁고 실제로 효력도 있다고 말할 수 있습니다. 이런 문화를 지닌 독일에서도 규소의 보조식품은 인기가 있고 오랫동안 판매 1위를 차지하고 있다는 점에서 수용성 규소의 안전성과 일상생활에서의 활성화에 대해 우리도 더욱 필요성을 공감하게 됩니다.

2 아시아에서는 일본이 가장 활발하게 이용

이렇듯 규소가 현대인의 건강과 관련된 문제를 해결하고 많은 난치병을 극복할 가능성이 있는 물질로서 의료계에서 적용되고 있는 나라로 아시아에서 일본을 대표로 들 수 있습니다.

일본이 세계 제일의 장수 국가이긴 하지만, 현실은 고령자의 대부분이 특정 질병으로 병원에 다니고 있으며 와병 생활을 하는 사람은 2010년에 170만 명을 넘었습니다. 일본인의 사망 원인은 주로 암, 뇌경색이나 심근경색 등의 혈관 장애, 폐렴입니다. 그런데 이 사망 원인 1위와 2위인 암이나 혈관 장애는 생활습관병으로 알려져 있습니다.

이미 일본 각지에서는 많은 의료기관이 규소를 도입한 치료를 하여 혈류 장애나 암, 아토피성 피부염, 파킨슨병, 자폐증 등 각종 질병 치료에 있어 괄목할 만한 효과를 얻고 있습니다.

3 규소 보조식품은 반드시 수용성이어야 한다!

규소라고 해서 모두 다 좋은 것도 아니고, 우리 몸에 잘 흡수되는 것도 아닙니다. 규소 자체는 토양이나 암석 중에서 대다수를 이루고 있는 물질이지만, 반드시 품질이 좋은 수용성 규소라야 인체에 쉽게 흡수됩니다. 또 규소는 귀리나 수수 등의 곡류나 감자, 파래김 등 해초에 포함되어 있기 때문에 이러한 식품을 적극적으로 먹는 것도 좋을 것입니다.

그러나 일상적인 식품에 포함된 규소는 극히 미량입니다. 사실 우리나라 토양의 모재母材인 화강암에는 규소가 72%로 매우 많습니다. 산지가 70% 이상을 차지하는 국토의 특성에다가 화강암 기반의 토양 특징상 규소가 다른 나라보다 더 많으리라 기대되는 것도 당연하겠죠.

이렇게 규소가 많은 흙에서 자라난 식물을 먹고 사니 우리나라 사람들은 평생 규소 걱정이라곤 모르고 살아야 할 듯도 싶습니다. 하지만 식물이 이용할 수 있도록 암석에서 녹아나오는 규소의 양은 극히 적은 것이 문제입니다.

식물을 재배하는 토양에 유효 규산 1ppm을 높이려면 4.2kg의 규산질비료가 필요하다고 합니다. 특히 우리나라 사람들의 주식主食인 쌀의 경우 대표적으로 규산의 영향을 받는 곡물입니다. 만약 토양 속의 규산 함량이 낮아지면 쌀의 맛을 나타내는 식미치가 급격하게 낮아지게 됩니다. 때문에 정부 차원에서 토양의 규소 함량을 높이기 위해 규산질 비료를 적극 지원하기도 합니다.

하지만 이렇게 규소 함유량을 높여도 결국 식물을 통해서 흡수할 수 있는 양에는 한계가 있습니다. 또한 인공적으로 재배, 양식된 곡류나 해초는 농약에 오염되거나 기타 환경 오염의 영향을 받았을 우려가 있습니다. 따라서 약효를 낼 정도의 함유량을 지닌 안전한 규소를 섭취하려면 보조식품이 유력한 대안일 수 있습니다.

또 한 가지, 여기에서 규소의 효능에 대해 확실히 말할 수 있는 것은 '수용성 규소가 아니면 효과가 없다'는 사실입니다. 체내에 들어가 혈관을 통해 전신의 구석구석까지 도달하기 위해서는 소화 흡수가 가능한 수용성 규소이어야 합니다.

규소 보조식품 중에는 규소를 미세 분말로 만든 제품도 있지만 문제는 함량이 아니고 흡수율입니다. 실제로 규소가 체내에 흡수되지 않으면 효과는 제한적이기 때문입니다.

한약재에 들어있는 규소의 섭취를 높이기 위해 한방에서는 약재를 끓여서 먹거나 분말로 만들어 환이나 가루약으로 사용합니다. 한약이 효과가 좋은 이유도 한약에는 수용성 규소가 많이 들어있기 때문이기도 합니다.

더불어 일상생활 속에서 규소를 늘 음용하는 방법도 권해볼 만합니다. 한때 히말라야 생수가 유행한 적이 있습니다. 히말라야에서 공급한다는 이 생수에는 천연 미네랄이 다량으로 포함되어 있었는데, 특히 가장 주목할 만한 것이 천연 규소였습니다. 화산 폭발 시에 생성되는 화성암으로 이루어진 천연 규소층을 수맥이 통과하면서 물속에 자연스레 녹아난 규소의 함량이 상당히 높아 건강에 유익하다는 보고가 있었습니다. 사실 당시 포함된 규소의 함량이라야 1/100,000에 지나지 않았다고 합니다.

『생로병사의 열쇠 미네랄』의 저자 박연수 씨에 따르면, 현대인들의 규소 결핍은 각종 성인병과 난치성 질환 호전에 영향을 미치는 것으로 입증되었으며, 인간의 노화 과정 역시 규소의 대사와 직접적인 관련이 있다고 합니다.

물은 우리 몸의 약 70%를 구성하고 있는 까닭에 우리가 마시는 물의 중요성 역시 부각될 수밖에 없습니다. 그러나 이렇듯 자연적인 상태에서 수용성 규소수를 찾아내기란 쉽지도 않을뿐더러, 1/100,000이라는 농도 역시 일반적으로 치료의 효과를 기대하기에는 부족해 보입니다.

그래서인지 요즈음에는 과학기술의 발달에 힘입어 수용성 규소를 보다 흡수가 용이한 형태로 정제해서 추출하는 방법을 취하고 있습니다. 예컨대 순도가 높은 규소(수정)를 2,000도 이상의 고온에서 가열하고, 이때 발생한 가스를 특수한 방법으로 회수한 후, 다시 폐기 물질을 여과하여 순수한 물에 녹인 후 겉겨를 특수 가공한 필터에 통과시킵니다.

이때 수정을 가열하는 이유는 수정이 바로 산소 두 원자와 규소 한 원자가 모여서 이루어진 석영의 덩어리이기 때문입니다. 흔히들 우리말로 차돌이라고도 부르는 석영은 그 결정에 포함된 불순물에 따라 투명하기도 하고 다양한 색상으로 나타나기도 합니다. 여하튼 이러한 방법으로 규소는 순수하면서 체내에 흡수되기 쉬운 미세한 분자 상태의 수용성 규소가 됩니다.

이렇게 어렵사리 탄생한 수용성 규소이지만, 10년 전만 하더라도 일본에서조차 전혀 지명도가 없고 아무도 거들떠보지 않았습니다. 그러나 수용성 규소를 주위의 질병을 잃고 있는 사람에게 무료로 마시게 하여 효과를 확인시키자 경험자들 가운데에서 건강을 회복하는 사람들이 나타나기 시작했습니다. 그중에는 난치병으로 회복의 가망이 없는 사람, 시한부 선고를 받은 사람도 있어서, 그런 상태로부터 건강해진 사람은 수용성 규소의 응원단이 되었습니다. 그들이 소위 마니아층이 되어 입소문으로 수용성 규소를 널리 알린 것입니다.

규소를 사용한 양질의 보조식품은 수정을 고온으로 가열하여 기화시켜 회수하여 수용성 액체로 한 것이 많습니다. 가열하거나 어떤 것과 섞여도 변성하지 않는 물질이 바로 수용성 규소입니다. 앞서 차돌이 바로 석영이며, 석영에서 수용성 규소를 녹여낸다고 하니 혹자는 돌가루를 연상하며 부담스러워하실지 모르겠습니다. 하지만 수용성 규소는 매우 미세한 분자로 되어있기 때문에 마셔도 전혀 입자가 느껴지지 않으며 맛도 거의 나지 않는, 무색·무취·무미의 미네랄워터라고 할 수 있습니다.

그 자체에 아무 맛이나 냄새가 없기 때문에 다른 식품들과 섞어 마셔도 아무 지장이 없습니다. 예를 들면, 수용성 규소를 보통 물에 몇 방울 떨어뜨려 섞어 마셔도 좋습니다. 아니면 물, 차, 커피 등 무엇에 넣어도 괜찮습니다. 약이 아니기 때문에 하루에 정해진 양이라든지 뚜렷한 기준은 없습니다. 병원 등에서 의사가 권장하는 것은 하루 10㎖ 정도입니다. 이를 음료에 섞어 여러 번에 나누어 하루에 걸쳐 마셔도 됩니다. 또한 수용성 규소는 확실하게 장관으로 흡수되어 소변으로 배출되기 때문에 그 안전성 역시 확실하다고 할 수 있습니다.

하지만 이런 간단한 음용만으로도 수용성 규소는 굉장한 효력을 나타냅니다. 실제로 신체의 어떤 장기 조직에 있어서도 규소는 중요한 성분이며 다양한 효력을 지니고 있습니다. 때문에 우리가 음용한 수용성 규소는 혈액을 만드는 뼈의 재료가 되고, 혈관을 복구하며, 흉선과 창자를 구성해서 활성화시킵니다. 또 면역세포를 증가시키고, 기능을 강화시키며, 신진대사를 주관하는 뇌세포의 재료가 되는 등 후방지원의 중심 역할을 합니다.

더욱 중요한 것은 수용성 규소가 세포 내 미토콘드리아를 활성화시킨다는 점입니다. 질병과 노화, 어떤 건강문제가 있다는 것은 그 부분에 문제가 발생하여 세포가 손상되어서 자연치유가 어려워지고 있다는 것을 의미합니다. 그래서 세포의 재료가 되어 손상된 부분을 복구하는 강력한 기능을 지닌 수용성 규소는 매우 유용한 것으로 평가됩니다.

4

규소가 풍부하게
들어있는 음식들

    분명 규소는 만병을 고치는 특효약은 아닙니다. 사실 병의 대부분의 원인은 영양부족에 의한 것입니다. 규소만 많이 섭취한다고 해서 병이 낫는 것이 아니라 우리 몸에 필요한 모든 영양소를 함께 섭취함으로써 괄목할 만한 호전을 보이게 됩니다.

    장관에 달라붙은 중성지방이나 콜레스테롤, 세포의 유전자를 손상시키는 활성산소 등도 식물성 식품을 중심으로 한 식사를 계속하는 방법으로 제거할 수 있습니다. 바로 이때 중요한 것이 식이섬유입니다.

    그런데 식이섬유라고 해서 일반 분들은 무슨 섬유질의 '실' 같은 것을 떠올리실지 모르겠습니다. 하지만 의학적으로 식이섬유질이란 생체 내 소화효소로 소화·흡수되지 않는 난難소화성분을 총칭합니다.[6]

보통 식이섬유질은 수용성과 불용성으로 분류합니다. 수용성 식이섬유질의 대표로는 식물의 검gum*, 한천 등의 해초 다당류, 과실, 뿌리채소 등에 함유되어 있는 펙틴pectin 등이 있습니다. 그리고 불용성 식이섬유는 셀룰로오스cellulose**, 헤미셀룰로오스hemicellulose, 리그닌lignin*** 등이 있으며, 식품으로 제조할 때에는 밀기울이나 옥수수, 콩, 과일 등으로부터 추출하기도 합니다. 또 이외에도 유일하게 동물성 식이섬유질을 추출하기 위해 갑각류의 껍질을 원료로 삼기도 하는데요. 우리가 알고 있는 동물성 식이섬유의 대표로 키토산을 들 수 있습니다.

식이섬유의 특징은 체내에서 노폐물이나 불필요한 것과 함께 결합하여 이들은 체외로 배출시킨다는 점입니다. 예를 들어 유해한 중금속이나 화학물질, 암화癌化를 초래하는 과도한 물질 등 체내에 남겨두고 싶지 않은 것을 식이섬유가 흡착하여 배출합니다. 이른바 해독효과라고 할 수 있겠습니다.

또 식이섬유는 항체생산 조절기능을 지닙니다. 특히 수용성 식이섬유질의 항체생산 증강효과는 다른 식품성분에 비해

---

* 식물의 껍질이나 과실에서 분비되는 점액질
** 면(綿)의 98%가 셀룰로오스
*** 헤미셀룰로오스와 리그닌은 목재 등에 많이 들어 있음

상당히 강합니다.

더불어 장관계 질환 중의 하나인 염증성 장질환, 특히 궤양성 대장염은 장내 세균에 의해 발생하는 것으로 일부 추정되고 있는데, 이를 위해 유럽이나 미국 등지에서는 식이섬유를 장에 주입해 치료하는 방법도 행해지고 있습니다.

그런데 이에 더해 특히 수용성 규소에 주목할 필요가 있습니다. 규소에 다량 함유되어 있는 식이섬유는 장내 세균을 활성화하고 장내 환경을 정돈하며 장관면역력을 높입니다. 식이섬유를 많이 섭취하면 체내가 깨끗해짐은 물론 장관의 노폐물 찌꺼기도 흡착되어 배출되는데, 이로 인해 암의 원인이 제거되는 동시에 면역세포도 일하기 쉬워지는 환경이 조성되는 것입니다.

또 항산화물질인 규소가 풍부하게 들어있는 음식을 많이 섭취해 활성산소의 피해를 최대한 줄일 수 있습니다. 대개 규소가 많이 함유된 식품으로는 다시마나 미역 등의 해초, 현미, 보리, 피稗, 조粟 등의 전립곡물全粒穀物, 대두 등의 콩류, 우엉, 파슬리, 무, 당근 등의 채소류, 바지락, 대합, 굴 등의 패류를 들 수 있습니다.

특히 현미채식과 규소는 매우 가까운 관계에 있습니다. 현미를 짓는 것은 백미를 짓는 것과는 달리 압력밥솥 등을 사용하기 때문에 시간이 오래 걸립니다. 또한 채식을 하려면 여러 종류의 야채를 사오고 그것을 씻어 조리해야 돼서 역시 바쁜 현대인에게는 지속하기 어려운 식사법일지도 모릅니다. 하지만 이러한 식사가 어려운 사람은 가능한 범위에서 야채를 먹으면서 규소 보조식품을 병행하는 것도 한 가지 방법입니다.

식이섬유는 성분 중 규소를 풍부하게 함유하고 있습니다. 주지하다시피 해초, 야채, 콩류, 곡류에 식이섬유가 풍부합니다.

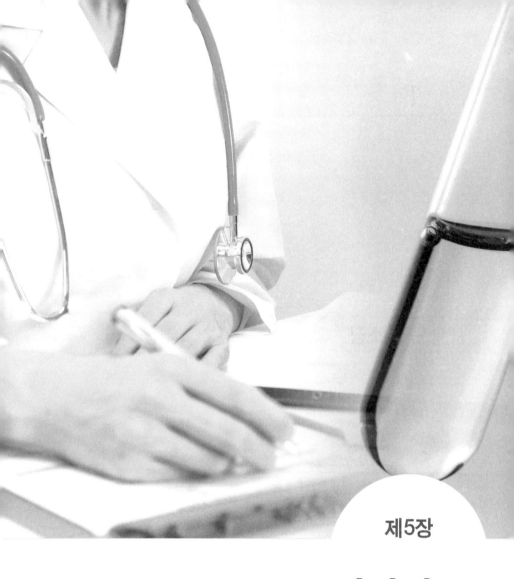

제5장

규소 처방과
국내외
호전 사례

1   생활 속 손쉬운 규소 섭취법

규소 소금

【재료】

천일염, 호두, 현미, 말린 표고버섯, 다시마

---

1. 천일염을 물에 헹군 후 불순물을 없애고 볶아서 활용
2. 볶은 천일염 100g, 다시마 10g, 현미 10g, 말린 표고버섯 10g, 호두 10g 을 넣고 갑니다.
3. 1개월 이상 오래 두고 사용하면 냄새가 나거나 변할 수 있으니 냉장 보관해서 사용하면 더 좋습니다.

규소 청혈 죽

【재료】

다시마 우린 물, 천년초 줄기 분말(12g, 2T), 천년초 열매 분말(12g, 2T), 들기름, 천일염, 다진 연근(30g)

---

1. 달군 팬에 들기름 2스푼을 두릅니다.
2. 현미와 백미를 3:1로 지은 밥을 넣어서 볶습니다.
3. 다진 연근 30g을 넣습니다.
4. 다시마 우린 물을 세 차례 나눠서 붓고 끓입니다.
5. 천년초 줄기 분말 2스푼, 열매 분말 1스푼을 넣고 젓습니다.
6. 천일염을 1g-3g 정도 넣어줍니다.(본인 기호에 맞게 넣어줍니다)
7. 김 가루와 참기름을 기호에 맞게 추가해 줍니다.

■ 천년초의 효능 ···

- 흔히 '손바닥 선인장'이라도 불리는 천년초는 우리나라 자생 토종 선인장입니다.
- 관절염 등에 효과가 있고 항산화 및 면역 기능 강화에 탁월합니다.
- 규소가 다량으로 함유되어 예부터 세포 재생 능력이 뛰어나 민간요법으로 상처나 화상 등의 치료에 사용되었습니다.
- 노폐물 배출, 염증 제거, 감기·혈액순환·당뇨 등에도 뛰어난 효능을 지녔습니다.
- 천년초에는 규소, 마그네슘, 식이섬유, 칼슘 능이 풍부하며, 잎·열매·뿌리 등을 모두 식용 가능해 버릴 것이 없습니다.

규소청

【재료】

늙은 호박 400g, 돌배 200g, 생강 20g, 조청 100g

---

1. 늙은 호박 400g, 돌배 200g, 생강 20g을 믹서기에 곱게 갑니다.
2. 1번에서 간 것과 조청 100g을 함께 두꺼운 냄비에 넣어서 2/3 정도 줄 어들 때까지 끓입니다.(이 때, 호박이 튈 수 있으니 냄비 뚜껑을 반쯤 닫아서 졸여줍니다)

규소 메가 프로테오 관절환

【재료】

천년초, 당귀當歸, 우슬牛膝, 두충杜沖, 독활獨活, 닭발, 닭벼슬, 신곡 神麴, 산사山査, 창출蒼朮, 육계肉桂, 회향茴香, 녹각鹿角, 생강, 유향보스 웰니아, 몰약, 알콜 추출물 등

---

1. 위의 재료들을 농축한 후 40도에서 48시간 발효시킵니다.
2. 다시 여기에 덱스트린 촉매제를 매칭하면 메가 프로테오 관절환이 만 들어집니다.

■억새 뿌리 추출액···

치주 질환은 당뇨병의 합병증 중에 6번째로 발병하기 쉬운 대표적 질환입니다. 그런데 실제로 치주 질환에 수용성 규소를 사용해 보면 상당한 효력이 있었습니다. 특히 치주 질환에 권장할 만한 수용성 규소 섭취 방법 중 하나로 우리 주변에 흔한 억새를 활용할 수 있습니다.

억새에는 수용성 규소 성분이 많이 들어있습니다. 억새에 들어있는 수용성 규소는 물로 달이면 천천히 조금씩 녹아 나오고, 그 입자가 세밀한데다가 사슬 같은 구조를 하고 있어서 우리 몸에 쉽게 흡수됩니다.

억새 뿌리를 오래 달였다가 식히기를 반복하면 뿌리 속에 들어있는 수용성 규소가 충분히 녹아 나옵니다. 이 진액에는 수용성 규소 이외에 건강에 좋은 칼슘, 철, 망간, 아연 같은 미네랄 성분과 식물성 수지 성분 역시 많이 들어있습니다. 그리고 이 수용성 규소의 보물창고와 같은 억새 뿌리의 대표적 효능 중 하나로 치아와 치주 질환의 치료를 들 수 있습니다. 충치, 치통, 치주 염증 등 온갖 치아와 잇몸 질병에 관련된 데에는 탁월한 효과를 발휘합니다.

음용 방법도 어렵지 않습니다. 치근이 망가져서 이빨이 흔들릴 때, 억새 뿌리를 달여 입에 물고 있으면 치아와 잇몸이 매우 튼튼해집니다. 억새 뿌리 달인 물을 5분 정도 입안에 머금고 있다가 뱉지 말고 천천히 삼키면 그만입니다. 그러면 규소 성분이 잇몸에도 흡수되고 혈관을 통해 전신에도 퍼져 약해진 치아 및 뼈 조직 전체를 강화하는 데에도 도움을 줍니다.

규소 청뇌혈 치매환

【재료】

IP(이미다졸펩타이드)복합발효추출물, 원지다당체추출분말, 참당귀다당체
추출분말, 사차인치, 황기 다당체추출원액, 감국, 계피, 천궁, 구기자,
용안육, 복령, 아마씨, 회향, 창출, 맥아, 사인, 산사, 정향, 유백피 가
감 처방

---

1. 위의 재료들을 농축한 후 40도에서 48시간 발효시킵니다.
2. 여기에 덱스트린 촉매제를 매칭하면 청뇌혈 치매환이 만들어집니다.

2 규소의 디톡스력(DETOX力)을 느껴보자!

체내 노폐물 배출

혈액이 하는 일은 많지만 그중에도 '세포의 노폐물을 회수하여 신장으로부터 배출하는 기능'을 중요하게 꼽을 수 있습니다.

우리 몸은 하루에 평균 3ℓ 정도의 수분을 배출합니다. 그중 호흡으로 0.5ℓ, 땀으로 0.5ℓ, 피부로 역시 0.5ℓ 정도를 배출하고, 대변과 소변으로도 총 1.5ℓ 정도가 배출됩니다. 대사 반응으로 생기는 물과 음식으로 섭취되는 수분을 고려해도 하루에 1.5ℓ 이상의 물은 마셔야 노폐물 배출이 원활하다는 이야기가 됩니다. 그러나 물을 마신다고 무조건 노폐물 정화가 되지는 않습니다. 좋은 성분이 든 물을 마셔야 하고, 우리 몸이 자연적으로 감당할 수 있는 유해물질이라야 해독이 됩니다.

그런데 최근 디톡스DETOX란 말을 자주 듣게 됩니다. 방법도 여러 가지입니다. 힐링의 넓은 카테고리에 넣어 생각하는 사람도 있습니다. 체내에 정체된 노폐물, 유해물질을 배출한다는 의미에서 젊은 여성에게 미용과 건강을 위한 목적으로 많이 애용되고 있습니다. 사우나나 온천욕으로 땀을 배출하거나, 마사지로 림프나 혈액의 흐름을 원활하게 함으로서 세포 내의 노폐물을 흘려 내보내기도 합니다. 또 몸에 좋은 암반수 등을 마셔 체내 필수적인 미네랄을 보충하는 경우도 있습니다. 서플먼트(supplement: 보충제)나 장내 세정 등으로 소화기관을 깨끗이 청소하는 요법들은 모두 디톡스라는 생각에 바탕한 방식들입니다.

그러나 잘 생각해 보면 이런 기능은 원래 인간이 갖고 있는 것인데 왜 굳이 디톡스라는 이름으로 별난 짓을 따로 하지 않으면 안 되었을까 하는 궁금증이 드는 게 당연합니다. 익히 알고 있듯, 해독 작용의 대표 기관은 간이며, 신장 역시 각종 노폐물을 걸러내는 기관입니다. 또 일반적으로 장은 흡수기관으로만 알고 있지만, 사실 우리 신체의 해독작용 중 50% 이상은 장에서 이루어집니다.

이렇듯 우리 몸은 태어날 때부터 이미 다양한 해독기관을 갖추고 있습니다. 문제는 자연스럽게 되어야 할 이 청소기능이 잘 안 된다는 것입니다. 이 기관들이 제 역할을 하지 못하게 되는 원인으로는 크게 두 가지를 들 수 있습니다.

첫째, 유해물질이 너무 많아서 정상적인 청소 기능만을 통해 다 씻어내기엔 역부족입니다.

둘째, 기존에 접해본 적 없는 새로운 유해물질이 인체 내로 들어와서 어떻게 처리해야 할지 모를 수도 있고, 너무나 편한 일상 활동을 통해 약화된 신체 기능 때문에 현대사회에서 생겨난 많은 유해물질을 원활히 배출할 수 없는 탓이기도 합니다.

우리는 집 밖에 나가면 유해한 가스, 공기, 오염, 미세먼지 등 다양한 오염원과 접촉하게 됩니다. 그뿐인가요? 식품에도 여러 가지 첨가물이 들어있습니다. 지구상에는 매일 새로운 화학물질이 속속 개발되고 있고, 그게 부지불식간에 여러 경로를 통해 우리 몸에 들어오고 있습니다.

요즈음은 이런 유해물질이 얼마나 축적되어 있는지, 또 필수 영양소가 얼마나 부족한지 등을 검사, 화학적인 방법으로 청소 혹은 보충하기도 합니다.

이런 이유로 디톡스를 위해 최근 해외에서 각광을 받고 있는 것이 규소입니다. 규소는 혈관을 튼튼히 하며 혈류를 원활하게 함으로써 세포의 노폐물 배출을 수월하게 합니다. 뿐만 아니라 혈류가 원활하게 되면 신진대사가 좋아지고 체온도 저절로 상승합니다. 각 장기의 기능이 활발하게 되고 소화기관의 기능도 좋아집니다. 장내 환경을 잘 정돈함으로써 장관면역력이 좋아집니다. 그리고 이렇게 면역력이 좋을 때에는 신체 내 유해한 물질을 최대한 흡수하지 않거나, 혹은 이미 들어온 건 신속히 배출하게 됩니다.

현대 사회는 체내 디톡스 한계 초과

그러나 과거와 달리 현대사회는 인체의 면역체계만으로 감당할 수 있는 환경오염의 한계를 이미 넘어섰습니다. 지금 우리는 중금속 중독 상태에 있다 해도 과언이 아닙니다. 몇몇 사업장에선 이미 희생자가 나오고 있어 주위사람들을 안타깝게 하고 있습니다. 특히 심각한 것이 수질오염이며 공단 폐수로 인한 중독증세가 가장 흔하게 보고됩니다.

또 방사선 물질에의 노출 위험도 계속 경고되고 있습니다. 불행히도 과학문명이 발달한 선진국일수록 중금속 위험은 더욱 심각합니다. 수돗물에도 염소가 많이 들어있고 노후한 관이나 관의 연결고리에도 여러 가지 중독성 물질이 함유되어 있습니다. 수돗물 관리에 정부도 최선을 다하고 있지만 노후관을 통해 가정에 공급되기까지 여러 가지 중금속오염에 노출됩니다. 그래서 최근엔 연결고리를 특수관으로 교체함으로써 이온화를 일으켜 약알칼리성 물로 변환되는 기술이 개발되어 있기도 하고, 정수기 사용을 통해 중금속을 더욱 철저히 걸러내는 역할도 기대되고 있습니다.

한편 식품에 포함된 중금속 실태는 더욱 심각합니다. 야채나 청과물에도 중금속 오염이 심각하며 항생제, 호르몬제 등의 과다 사용으로 인한 유해 축산물도 넘쳐납니다. 특히 항생제는 전 세계적으로 가축의 질병 예방 및 치료와 성장 촉진을 목적으로 광범위하게 사용되고 있습니다.

그런데 혹시 이런 농담 들어보셨나요? 감기에는 돼지고기가 약이다! 그 이유는 돼지고기가 약이 아니라 돼지를 키우며 과다하게 항생제를 사용하여 그 항생제를 먹은 사람이 감기에 걸리지 않기 때문이라는 씁쓸한 농담을 들은 기억이 납니다.

물론 항생제는 가축의 건강과 생산성을 향상시켜 동물성 단백질의 공급 증대, 식품 안전성 증진, 동물복지 향상 등에 기여해 왔습니다. 하지만 항생제 내성Anti-Microbial Resistance, AMR 문제는 축산분야에서의 항생제 사용에 대한 우려를 증대시키고 있습니다. 2050년 무렵이면 항생제 내성균으로 인한 연간 사망자 수는 1천만 명으로 암이나 다른 주요 질병으로 인한 사망자 수를 넘어설 것으로 예측됩니다. 때문에 전염병으로 인한 대량 사망으로부터 인류를 구해낸 항생제가 이제 또 다른 극복의 대상이 되고 있습니다.

축산과 관련된 또 하나의 문제는 성호르몬입니다. 사실 축산은 젖소든 육우든 관계없이 호르몬 분비 조절과 직결되어 있다고 해도 과언이 아닙니다. 가령 송아지가 다 큰 어른 육우 단계에 이르기까지 성장호르몬의 분비가 원활치 않으면 성장이 지연됩니다. 그만큼 농가로서는 손해겠죠. 또 교배를 시킬 시기에 충분한 성호르몬이 분비되지 않는다면 번식 자체가 불가능해질 수도 있습니다. 게다가 성호르몬은 번식과 임신 유지에도 필수적입니다. 또 어찌해서 낳더라도 젖 분비 호르몬에 문제가 있다면 송아지에게 초유를 제대로 공급할 수 없습니다.

이처럼 소를 키우는 데에 있어서 호르몬의 관리가 가장 중요하지만 우리는 비용의 최소화를 위해 가장 손쉬운 방법을 택해왔습니다. 바로 호르몬 약물 주입이죠. 그리고 이것이 장기적으로 지속될 때에는 호르몬 과다 사용이 발생할 수 있습니다.

실제로 우리는 돼지고기 성장 촉진제인 락토파민 호르몬

을 주입한 미국산 돼지고기에 대해 중국에서 수입을 금지했다든가 하는 뉴스를 접한 적이 있습니다. 더욱 재미있는 것은, 중국 역시 2008년 베이징北京 올림픽에서 선수들의 도핑 테스트 문제를 해결하기 위해 유기농법으로 사육한 안전한 돼지고기를 공급키로 했다고 보도했던 점입니다.

도대체 돼지고기가 도핑테스트랑 무슨 상관인가 하는 분이 많을 것입니다. 당시에 올림픽 선수촌 돼지고기 공급업체로 공식 지정된 첸시허千喜鶴 그룹은 "중국 양돈업계에서 통상 사용하는 성장 촉진 호르몬을 쓰지 않고 유기농 사료로 키운 돼지고기를 선수단 식단으로 공급키로 했다"고 하며 "이를 통해 선수들이 호르몬이 함유된 고기를 먹고 자칫 도핑테스트에서 탈락할 가능성을 방지할 수 있을 것"이라고 했습니다. 이는 결국 그들이 상용하는 돼지고기에 도핑테스트를 통과할 수 없을 만큼의 성장 촉진 호르몬이 포함되어 있을 가능성을 짐작케 합니다.

한편 해산물 등도 예외가 아닙니다. 얼마 전에 우리나라는 일본과 세계무역기구WTO의 분쟁해결기구까지 가서 후쿠시마산産 수산물의 수입을 놓고 재판을 벌였습니다. 원전 사고가 일어난 나라의 바로 옆에서 살아가는 우리의 공포심도 공포심이지만, 그쪽 바다에서 잡은 생선이 우리의 밥상 위에 올라간다는 것은 더더욱 안 될 일입니다.

사실 바다엔 국경이 있지만 물고기들에게는 국경이 없습니다. 그저 바다 속을 돌아다니다가 한국 어부에게 잡히면 한국산, 일본 어부에게 잡히면 일본산, 중국 어부에게 잡히면 중국산이 될 뿐이죠. 그럴 리야 없겠지만, 일본 어부에게 잡힌 생선이 중국 어부에게 바다 위에서 거래되고, 그것이 다시 중국산이 되어 한국에 들어오는 일도 상상해 볼 수 있습니다. 이처럼 검역체계가 버젓이 존재해도 한 번쯤 의심을 해볼 상황인데, 하물며 후쿠시마 수산물을 대놓고 국내에 들어오게 한다는 것은 최후의 방어체계마저 무너뜨리는 일이 됩니다. 그리고 사실 어느 국가 어부의 손에 의해 잡혔느냐에 차이가 있을 뿐, 이제 과거보다는 좀 더 생활 속 방사능에 주의하며 살아야 한다는 점에서는 우리도 별반 차이가 없습니다. 가령 최근에 한국 사회를 발칵 뒤집어 놓은 방사능 라돈 침대와 같은 사건이 바로 그 증거입니다. 현대 사회는 일일이 대처할 수 없을 정도로 각종 오염원이 넘쳐나기 때문입니다.

그런데 중금속뿐만 아니라 방사능 하면 떠오르는 효과적인 중화 물질 중 하나가 바로 규소입니다. 과거 후쿠시마 원전 사고로 유출된 방사능 물질인 세슘Cesium을 중화하는 과정에서 제올라이트Zeolite라는 광석이 사용되어 화제가 되기도 하였습니다. 그런데 제올라이트의 90% 이상은 규소로 되어 있습니다. 제올라이트의 주성분은 규소와 알루미늄이며, 이 때 규소는 좀 더 엄밀히 말하면 미세한 구멍이 뚫린 구조의 규산염 광물입니다. 이 제올라이트가 몸속에 들어가면 액체와 반응하여 활성 이온 교환이 일어나면서 몸속 방사능 물질을 처리하며, 핵폐기물을 정화하기도 하고, 심지어 수생 환경에 놓인 제올라이트의 한 종류인 클라이놉타일로라이트 clinoptilolite는 방사성 오염을 포함한 모든 독소 및 중금속을 제거합니다. 그리고 이것은 기본적으로 규소를 주성분으로 한 물질의 흡착력이 높다는 점에 착안한 방사능 제거법입니다.

이와 더불어 최근엔 방사성물질 외의 위험도 날로 증가하고 있습니다. 대표적인 것이 수은 등의 중금속입니다.

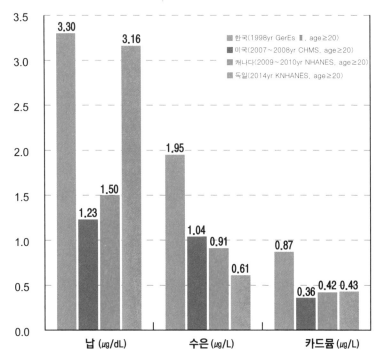

국가별 혈중 중금속 농도 수준 비교(출저: 보건복지부, 대한의학회)

　특히 우리나라 국민들은 납, 수은, 카드뮴 등을 지표로 볼 때 미국, 캐나다, 독일 등의 선진국과 비교해 혈중 농도가 상당히 높은 편입니다.

　특히 요즘은 중금속과 관련해 과거에 그리 크게 대두되지 않았던 미세먼지 문제까지 심각합니다. 특히 봄이나 겨울이면 미세먼지나 초미세먼지가 '나쁨' 이상인 날이 계속되면서 먼지 속 중금속 노출에 대한 우려가 높아지고 있습니다.

국내 미세 먼지에는 다량의 중금속이 포함돼 있다. 2014년 한국지질자원연구원 이평구 박사팀이 대전 지역에서 채취한 초미세 먼지의 중금속 함량을 확인한 결과, 초미세 먼지의 평균 중금속 함량은 납 2520PPM, 카드뮴 44PPM, 비소 290PPM으로 많았다. 미세 먼지는 코나 기도를 통해 걸러지지 않고 폐에 직접 침투한다. 이때 함께 들어오는 중금속은 폐포를 뚫고 혈액으로 들어가 단백질과 결합해 뇌나 콩팥에 영향을 미쳐 각종 이상 증상과 질병을 유발할 수 있다. 한국인은 체내 중금속 농도가 선진국보다 높은 편인데, 미세 먼지의 피해까지 겹치면서 중금속 노출 위험이 더 커졌다.

중금속은 처음에는 별 증상을 유발하지 않지만 일정 수준 이상 축적이 되면 증상이 나타난다. 중금속 중에서 납, 수은, 카드뮴은 우리나라 사람들이 쉽게 노출되는 것으로 알려져 있다.

▷납= 뇌로 가는 신경다발에 작용해 지능 저하나 지적 장애를 일으킨다. 보통 체내 납 농도가 40μg/㎗ 이상이 되면, 약물 치료가 필요하다.

▷카드뮴= 콩팥에 축적돼 콩팥 기능을 저하시킨다. 체내에 축적되면, 소변을 잘 못 보는 증상이나 신부전증 등을 일으킨다. 최근에는 카드뮴 독성이 폐에도 작용해 폐암까지 유발시키는 것으로 알려졌다.

▷수은= 신경 독성을 가지고 있다. 노출되는 정도에 따라 손이나 눈

꺼풀 등이 미세하게 떨리고, 보행 실조나 발음 장애를 동반한다. 수은 중독이 심해지면, 행동·불안 장애 등 정서적인 문제로 발전할 수 있다.

몸 속 중금속 농도는 머리카락, 혈액, 소변 등을 통해 측정 가능하다. 치료가 필요한 경우라면 EDTA라고 불리는 중금속 해독제를 쓴다. 중금속과 결합하는 화학물질을 혈관에 주입해 중금속을 빼낸다. 치료가 필요 없는 일반 사람에게는 신장 손상이나 부정맥 등 부작용 위험이 있어 일반적으로 사용되는 치료법은 아니다.

【한희준 헬스조선 기자 2019.03.08】

위의 기사에 언급된 것처럼 특별히 중금속 오염으로 인해 치료가 필요한 경우라면 EDTA 해독제를 쓰지만 부작용이 심각합니다. 또 치료가 당장 필요없다 하더라도 현대인은 지속적으로 중금속에 노출되기 때문에 이에 대한 방지책이 평소에도 꾸준히 필요합니다.

그런데 이런 위험에 노출된 현대인에게 규소는 안전하면서 유의미한 디톡스 효과가 있는 것으로 일본규소의학회에서는 많은 임상을 통해 입증하고 있습니다. 특히 앞서 말씀드린 대로 규소의 뛰어난 흡착력은 체내의 중금속과 결합해 몸 밖으로 배출되는 효능을 발휘하며, 따라서 수용성 규소를 함유한 식품은 최고의 중금속 배출 기능을 발휘할 수 있습니다.

미인 만들기

사람의 노화는 반드시 나이 탓만은 아닙니다. 물론 나이가 들면 피부가 건조해지고 신체 조직 곳곳의 탄력이 줄어들며, 주름과 기미가 많아집니다. 머리털은 가늘어지고, 흰머리가 나며, 머리가 빠지기 시작합니다. 살아있는 이상 나이에 따라 체력, 정력이 떨어지고 조금씩 노화가 진행되어가는 것, 이것은 누구도 막을 수 없는 현상입니다.

그러나 우리의 노력여하에 따라 혈관 연령, 장 연령, 피부 연령은 젊게 유지할 수 있습니다. 다시 말하지만 사람의 건강은 나이로 정해지는 것은 아닙니다. 야생동물은 사냥꾼에게 잡히지만 않는다면 대체로 평균연령대로 살아갑니다. 그러나 사람의 경우는 그야말로 천차만별입니다. 위에 언급한 혈관·장·피부의 3가지 나이를 어떻게 관리하느냐에 따라 달라집니다.

혈관 및 장 연령은 건강과 직결된다는 것에는 새삼 설명이 필요 없습니다. 그리고 이 둘은 곧 피부연령과도 밀접한 관련이 있습니다. 화장으로 겉을 꾸미는 것도 좋지만 심신이 건강해야 언제까지나 젊음이 유지될 수 있습니다. 이너 뷰티inner beauty라는 말을 들어봤을 것입니다. "먹지 마세요. 피부에 양보하세요."라던 광고 문구는 건강의 기본을 모르는 말입니다.

수용성 규소! 피부에도 바르고, 먹기도 하세요.

내적 미美가 건강해야 피부도 젊고 아름다울 수 있다는 결론입니다. 이제는 장수가 목적이 아닙니다. 나이를 얼마나 먹든 건강하고 젊게, 그리고 아름답게 살아야 합니다. 그러기 위해서는 혈관·장·피부의 3대 시스템이 모두 건강해야 합니다. 생활환경이나 생활습관이 잘 조절·관리되어야 한다는 것은 이제 상식입니다.

바로 이 대목에서 등장하는 미의 종결자가 규소입니다. 우리는 지금까지 규소와 건강에 대해 여러 가지 측면에서 논의해 왔습니다. 이제 누구나 갈망하는 '젊고 아름다움'의 기본 조건이 규소였다는 사실에 놀라게 됩니다.

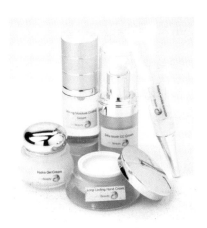

㈜KCC의 규소 원료 화장품

    모세혈관 및 장의 주요 세포가 규소로 되어있듯이 피부의 접착제 역할을 하는 것 역시 규소입니다. 선진국들은 이에 대해 우리보다 먼저 주목했고, 실제로 규소가 함유된 미용 제품들이 외국에는 시중에 다양하게 나와있습니다. 또 고급 화장품 중에도 규소에서 유래한 실라놀$_{silanol}$이란 이름의 물질이 포함되어 있다고 합니다.

【실라놀의 효과·효능】

- 콜라겐, 엘라스틴, 히알루론산 등을 재구축하고 세포 활성을 향상시켜 피부의 탄력을 복구
- 피부 탄력과 유연성을 유지하고 노화로 인한 주름이나 처짐을 방지

- 히알루론산의 2배에 달하는 보습력
- 피부를 정상으로 유지하도록 기능
- 변화에 대한 저항성과 피부 환경 정돈
- 세균의 증식을 억제 · 감소시키는 정균성

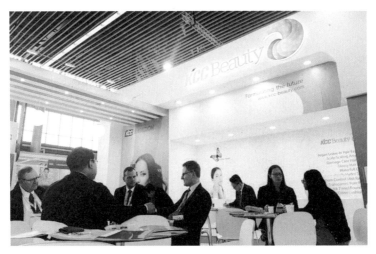

㈜KCC, 네덜란드 '인코스메틱스 글로벌(In-Cosmetics Global 2018)' 참가

또 화장품 제조 강국인 우리나라 역시 이에 대해 주목해 최근 관련 제품을 내놓기도 했습니다. 그리고 바르는 것뿐만 아니라 규소 복용으로 피부의 신진대사가 활발해지는 직접적인 효과도 증명되어 있습니다.

그러나 규소는 의약품은 아닙니다. 다만 규소가 함유된

기존 조직을 튼튼하게 하고, 또 어떤 원인에 의해 손상을 받으면 이를 복원, 원래의 건강한 상태로 환원시켜 주는 중요한 기능이 있습니다.

그러면 왜 수용성 규소는 높은 미용·피부 보호 효과가 있는 것일까요? 바로 '콜라겐'과 '콜라겐'사이에도 규소가 작용하고 있기 때문입니다. 따라서 체내에 흡수되는 수용성 규소를 섭취함으로써 콜라겐의 생성을 도울 수 있게 됩니다.

덧붙여 말하자면 단백질의 일종인 콜라겐은 음식과 음료를 통해서 섭취해도 일단 아미노산으로 분해된 후 체내에서 재구성되기 때문에 직접적으로 콜라겐을 섭취한다고 그것이 곧바로 피부 미용 효과로 이어지는 것은 아닙니다. 피부 탱탱해지겠다고 족발을 열심히 뜯으시는 분들! 그 콜라겐 피부로 곧장 안 갑니다.

따라서 콜라겐이 합성되기 위해서는 근본적으로 아미노산을 제대로 섭취해야 합니다. 그리고 수용성 규소를 섭취하는 것도 콜라겐의 생성에 효과적입니다.

또 마찬가지로 콜라겐 보충제를 섭취해도 소화 효소에 의해 아미노산으로 분해되기 때문에 직접적인 효과가 없기는 마찬가지입니다. 엘라스틴과 히알루론산 섭취 역시 마찬가지로 소화 효소에 의해 분해되어 버리죠.

그러면 결국 뭘 먹어도 안 되나요? 무슨 짓을 해도 우리는 결국 콜라겐을 잃고 푸석푸석 쭈글쭈글한 피부로 늙어가야 하나요?

그건 아닙니다. 이런 억울한 상황을 해결해 주는 것이 바로 수용성 규소입니다. 수용성 규소는 콜라겐과 엘라스틴, 히알루론산 등을 연결하는 역할을 합니다. 균형 잡힌 영양 있는 식사를 섭취하고, 여기에 수용성 규소를 더해주는 것으로 신선한 콜라겐, 엘라스틴, 히알루론산 등이 단단히 연결됩니다. 규소는 피부의 탄력 3인방을 연결해 주는 중간자 역할을 한다고나 할까요?

따라서 평소 사용하는 로션이나 크림에 수용성 규소를 혼합하는 것만으로, 고급 화장품과 같은 높은 보습력을 발휘하게 됩니다. 또한 화장품에 섞지 않고 용기에 들어있는 물에 수용성 규소를 넣고 그대로 미스트를 뿌리듯 살포하여도 피부에 좋습니다.

그 외에도 수용성 규소는 강한 항산화 작용을 하므로 평소 수용성 규소를 섭취하는 것은 세포의 노화를 방지하고 몸을 젊게 유지하기 위한 안티에이징에 효과적입니다. 따라서 수용성 규소의 피부 미용 효과는 몸의 젊음을 추구하는 여성분들에게 특히 추천할 만한 수준입니다.

뇌질환

일본규소의학연구회는 규소가 치매, 파킨슨병, 뇌 피로 등의 예방 및 회복에 좋을 것이라는 의견을 내놓았습니다. 아직 체계적인 연구는 아니지만 저 역시 그 의견에 찬성합니다.

물론 규소는 약이 아닙니다. 그러나 뇌 건강을 위한 신체적 조건을 정비하는 기능을 잘할 수 있도록 하는 데 큰 역할을 할 것입니다. 이런 정도의 기대는 지금까지 이 책을 읽어온 독자라면 이해할 수 있으리라 믿습니다. 무엇보다 혈류 개선으로 뇌의 구석구석까지 영양공급이 원활해질 것이며 강력한 항산화작용으로 뇌기능 전반에 걸친 회복에 큰 도움이 될 것입니다. 특히 뇌 피로 상태에서 발생하는 미토콘드리아 손상은 뇌에서 가장 현저하고 심각한데, 파괴된 미토콘드리아 회복에 규소의 힘은 절대적입니다.

또한 뇌 피로는 대사증후군을 부르고 이것은 생활습관병의 원흉입니다. 바로 이 점에서 수용성 규소가 한국인들의 건강 개선에 기여할 수 있는 역할이나 공헌 가능성은 지대합니다. 한국은 피로 사회라는 낙인이 찍힌 지 오래되었습니다. 오죽하면 정부에서 근로시간을 줄이라고 법으로 상제하게 되었을까요? 우리나라의 뇌혈관질환에 의한 사망률은 OECD 통계에 의하면 10만 명당 61.7명으로 딱 OECD 평균에 들어섰습니다. 웬일일까요? 웬만한 좋은 건 건 다 OECD 꼴찌 신세를 면하지 못하는 우리나라가 무슨 일로 평균 점수를 받았을까요?

여기에도 통계의 함정이 있습니다. 사실 뇌졸중은 세계보건기구WHO가 발표한 세계 사망원인 2위이고 골든타임을 놓치면 치료기회를 90% 상실하지만 한국인들이 조기증상을 인지하는 비율은 절반 수준에 그칩니다. 그런데도 사망률이 낮은 것은 왜일까요? 의학기술의 덕택도 있습니다. 즉 걸릴 병 다 걸리고, 수술할 것 다 하고, 고생할 것 다 한 다음에야 죽지 않고 연명하는 상태가 됩니다. 죽지 않았으니 다행입니다만, 내막을 알고 나면 슬픈 통계입니다.

더구나 우리의 평균 수명은 이제 80을 막 넘었지만 건강 수명은 70세를 밑돌고 있어 생의 마지막 10년은 툭하면 병원에서 입원실 천장만 보다가 결국 중환자실에서 죽는다는 것이 통계의 진실입니다.

이 모든 것을 다 알지만, 그래도 쉬지 못합니다. 우리 사회는 아직 산업화 시대의 원동력, '안 되면 되게 하라'는 경쟁 정신이 강하게 남아있습니다. 무한 경쟁사회에서 시달리다보니 결국 뇌 피로가 올 수밖에 없습니다. 이 뇌 피로는 생명의 중추인 시상하부에서 감지합니다. 그리고 이 피로신호는 변연계로 전달, 전두엽에서 쉬자는 신호를 보냅니다. 그때 쉬면 문제가 될 게 없습니다. 그러나 우린 강행군합니다. 우선 너무 일에 빠져 피로하다는 신호를 듣지 못하거나, 들어도 전두엽에 못 들은 척 무시해 버립니다. 내일이 시험인데 이것만 마저 해놓고 쉬자고 연기합니다. 피로가 쌓일 수밖에 없습니다.(출저: 이시형,「쉬어도 피곤한 사람들」참조)

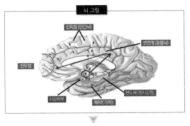

* 뇌 피로의 정체

① 전두엽에서 피로하다는 신호를 듣지 못하는 경우
② 피로신호를 인지하고도 무시하고 넘어가는 경우
③ 피로 vs 피로감

그만큼 과로로 인한 에너지 소비가 많다는 뜻입니다. 에너지를 생산하려니 추가로 산소가 더 필요하고, 그러다 보니 활성산소 역시 많이 발생하여 미토콘드리아를 공격합니다.

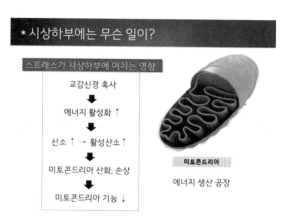

참고로 뇌 피로를 부르는 요인들을 적어봅니다.

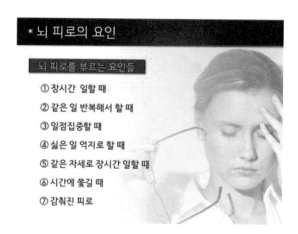

뇌 피로 회복에는 첫잠 90분의 숙면이 가장 중요합니다. 식품으로서는 규소 외에 이미다졸 펩타이드가 특히 효과가 좋은 것으로 보고되고 있습니다.(가지모토 오사미, 오사카대 뇌피로연구회)

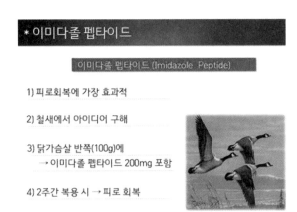

또 마음 챙김 명상mindfulness이 뇌 피로에 좋은 것으로 알려져 미국의 대기업이나 중요 CEO 등이 심취하고 있습니다.

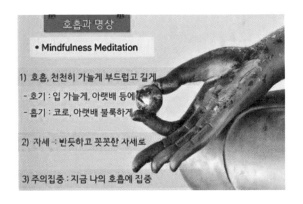

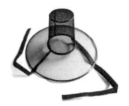

1. 지족(知足)정신

2. 청빈(淸貧)

3. 명예, 정의

4. 배려, 겸손

　여기에 더해 우리 고유의 선비 정신을 현대적으로 부활시키는 것도 도움이 됩니다. 낡은 덕목이라 치부하지 말고 그 깊은 정신의 우의를 오늘에 되살려야겠습니다.

3. 수용성 규소 처방과 질환 호전의 국내외 사례들

일본의 수용성 규소수 적용 사례

● 의학박사클리닉 호소이피부과 원장 호소이 무츠타카

욕창이 심했으나 수용성 규소수 투여 4일째부터
혈류가 좋아져 4주 후 개선!

당시 102세였던 여성은 허벅지에 구멍이 뚫린 심한 상태였습니다. 통원하며 연고와 거즈로 치료하고 있었지만 그다지 호전되지 않았습니다. 그래서 상처를 물로 세척하고, 수용성 규소수를 발라보았습니다. 동시에 1일 3cc로 3회 섭취한 결과, 4일째부터 모세혈관에 혈액 순환이 좋아져 피부가 재생되었습니다. 그리고 4주 후에는 상처가 사라지고 피부가 다시 말끔하게 회복되었습니다.

또한 이 여성의 발뒤꿈치는 세포가 괴사되고 혈행이 제대로 이루어지지 않았습니다. 여기에 수용성 규소수를 바른 결과, 4일째부터 혈류가 잘 돌고, 2주 후에는 상처가 축소, 4주째에는 발뒤꿈치가 깨끗해졌습니다.

난치병 DNA 13번 인자 결핍증이 개선

59세 남성은 DNA 13번 인자 결핍이었습니다. 유년기부터 자반증으로 진단되어 피가 멈추지 않고, 연골도 녹아있는 상태라 보행이 곤란했습니다.

2012년 가을 무렵부터 수용성 규소수를 처방했는데, 금세 체력이 좋아져 약간의 보행이라면 지팡이 없이도 가능하게 되었습니다. 또 원래 혈압은 수축기에 60mmHg대, 이완기에 30mmHg대로 심각하게 낮았지만, 수용성 규소수 섭취 후 수축기혈압(최고혈압)이 120~130mmHg, 이완기혈압(최저혈압)이 70~80mmHg 정도를 보이며 정상 범위로 돌아왔습니다. 예전에는 콘크리트 바닥에 살짝이라도 부딪히면 바로 골절이 되었지만 수용성 규소수를 섭취한 후에는 뼈도 튼튼해져 그 정도 상황은 발생하지 않았다고 합니다.

●의학박사클리닉 호소이피부과 원장 호소이 무츠타카

심부전, 간질성 폐렴으로 입원했다가 2개월만에 퇴원

수용성 규소수 처방으로 심장병이 개선된 사례입니다. 해당 사례 환자는 심장이 약해진 것 같아 검사한 결과, 심장에 물이 고여있고 만성 심부전인 것이 밝혀졌습니다. 게다가 '간질성 폐렴'까지 발병하였습니다. 그래서 치료에 병행하여 수용성 규소수를 섭취한 결과 점차 상태가 호전되어 약물의 양을 줄일 수 있었습니다.

한편 심호흡을 매일 여러 번 실시하며 보행 재활을 계속했습니다. 약 2개월 후 수축되어 있던 폐가 커지고 몸의 부기가 사라지며 보통 사람과 다르지 않은 상태까지 회복되어 무사히 퇴원할 수 있었습니다.

● 의학박사클리닉 호소이피부과 원장 호소이 무츠타카

갑상선이 성공적으로 호전. 양성 종양이 5㎜로 축소(52세 여성)

해당 환자는 약 5~6년 전부터 갑상선 약을 복용하기 시작했고 2년 전에는 갑상선에서 종양이 발견되었습니다. 하지만 크기는 1㎝ 정도라서 수술할 필요가 없었습니다.

대신 약 3개월 전부터 수용성 규소수를 섭취하기 시작했는데, 이후 검사에서 갑상선이 정상으로 판명되었으며 종양은 5㎜ 정도까지 축소되었습니다.

● 의학박사클리닉 호소이피부과 원장 호소이 무츠타카

뇌경색으로 의식 불명

해당 사례의 환자는 뇌경색으로 의식 불명 상태였고 폐렴도 동반된 상황이었습니다. 한때 생존 불가능이라는 진단도 나왔습니다만, 수용성 규소수를 처방해 보았습니다. 그러자 2일 경과 후 의식을 회복하였고 폐렴도 1주일 후에 개선되었습니다. 또 이후 검사에서 막혀있던 혈관에 혈류가 회복되고 있는 것을 발견했습니다.

● 의학박사클리닉 호소이피부과 원장 호소이 무츠타카

선천성 뇌 장애, 지적 장애 개선

해당 사례의 환자는 49세였으며, 선천적으로 지적 장애가 있었습니다. 수용성 규소수를 처음에는 소량으로 처방했는데, 그 후는 커피나 식사 등에 넣어 사용하면서 점차 기억력이 좋아져 자주 질문도 하게 되었습니다.

- 의학박사클리닉 호소이피부과 원장 호소이 무츠타카

화상이 3일 만에 완치! (20대 여성)

해당 사례 환자는 직장에서 커피를 쏟아 화상을 입었습니다. 환부에 수용성 규소수를 처방했는데 3일 만에 흔적도 남지 않고 완치되었습니다.

- 의학박사클리닉 호소이피부과 원장 호소이 무츠타카

아토피가 1개월로 깨끗이 개선! (20 대 여성)

해당 환자는 23세부터 아토피가 발병했으며 특히 눈 주위의 상태가 심해 외출도 못 하며 고민하고 있었습니다. 하지만 수용성 규소수를 처방한 지 1개월 후, 재진再診때 확인해 보니 대부분의 증상이 개선되었습니다.

- 의학박사클리닉 호소이피부과 원장 호소이 무츠타카

● 대동맥 동맥류가 2개월 만에 반으로 축소

해당 환자는 복부 대동맥 동맥류 증상이 있는 60대 남성이었습니다. 환자는 수용성 규소수를 섭취하고 2개월째부터 증상이 상당히 개선되어 일상생활을 즐길 수 있는 수준까지 호전

되었습니다.

동맥류의 직경은 4cm 정도였지만, 상당히 축소되었습니다. 또한 혈압이 역시 안정되었고 머리카락이 새로 돋았으며 남성 기능 역시 개선되었다고 합니다.

● 의학박사클리닉 호소이피부과 원장 호소이 무츠타카

내향성 발톱으로 인한 통증이 12시간 만에 멈춤

사례 환자는 내향성 발톱으로 인해 통증이 심했다는 60대 여성. 수용성 규소수를 처방하여 바르자 반나절 정도 만에 통증이 멈추었다고 합니다. 그리고 1주일 정도 지나자 거의 활동에 지장이 없는 상태가 되었습니다.

● 의학 박사·후지누마의원 원장 후지누마 히데미츠

암 치료의 호전

해당 사례의 말기 암 남성 환자는 보조식품의 블랜드로 암 증상의 개선 효과를 보고 있었습니다. 그러나 기운이 없어 해서 수용성 규소를 섭취하게 했더니 금세 기력을 회복했습니다.

규소는 질병이나 사람을 가리지 않기 때문에 여러 사람에게 권장하여 시도해 보았을 때 특히 암 환자에게 좋은 효과를 보았습니다.

특히 실험대상군 모두에게 수용성 규소를 매일 10㎖, 좋아하는 음료에 섞어 조금씩 하루에 걸쳐 마시게 했습니다. 그중 71세의 전립선암인 분에게 일반적 치료는 호르몬요법만 하고, 그 외에는 동충하초 등도 마시게 하는 등 다양한 방법을 시도하고 있었습니다. 그런데 특히 수용성 규소를 마시게 했더니 PSA(전립선암의 종양 표지자)의 수치를 유지할 수 있었고 환자에게 활력이 생겼습니다.

또 한 대장암 환자(남자, 나이 83세)는 입원해 항암치료를 받고 있었는데 이미 간이나 폐로 전이되어서 다른 치료법이 없는 상태였습니다. 그런데 수용성 규소를 마시게 했더니 부작용이 거의 없어지고 치료를 계속할 수 있게 되었습니다. 수용성 규소는 세포를 재생시켜 독소 등을 배출하는 해독효과가 있기 때문에 항암제의 부작용을 경감하는 힘이 있다는 것을 기대할 수 있었습니다.

61세가 되는 자궁체암 환자인 여성은 복막과 복벽에도 전이되어 병소가 배에까지 퍼져있었습니다. 또한 부작용이 심해서 항암제 등의 약물도 사용하지 못하는 상황이었습니다. 그래서 수용성 규소를 하루에 25㎖ 음용하고 또 배의 병소에 발라주도록 했습니다. 그러자 배에 보이던 병소가 점차 작아졌습니다.

● 의학박사클리닉 호소이피부과 원장 호소이 무츠타카

당뇨병 개선

규소는 당뇨병 개선에도 도움이 됩니다. 당뇨로 인해 다양한 합병증이 나타나 실명하거나 괴저로 다리를 절단하기도 하고, 혹은 신증腎症으로 인공투석을 하는 사람이 지금도 많습니다. 통상적 치료법은 식이요법과 운동요법을 기본으로 하며, 이에 병행해 혈당강하제 또는 인슐린 등에 의한 약물요법을 처방합니다.

● 의료법인 히구치 치과의원 CEO 히구치 마사히로

70세 당뇨병 환자는 당화혈색소(헤모글로빈A1C)가 7.6~8.2였습니다. 대개 당뇨 검사는 당화혈색소, 공복혈당, 경구당 부하검사 등을 통해서 진단하는데, 이때 당화혈색소 검사결과 6.5% 이상, 공복 혈당이 126mg/dL 이상, 경구당 부하검사 혹은 식후 2시간 혈당 200mg/dL 이상은 당뇨병으로 진단됩니다. 따라서 8.2까지 치솟은 당화혈색소부터 조절을 해야 했습니다. 하지만 이것을 진정시키려고 치료를 아무리 열심히 해도 7.3보다 내려가지 않았습니다. 그런데 이때 수용성 규소를 마시기 시작하니 당화혈색소가 7.0으로 쑥 내려갔습니다. 약으로 안 되었던 것이 수용성 규소로 내려간 것입니다. 수용성 규소를 통해 정상범위의 당 수치에 접근해 가는 효력을 발휘한 사례입니다.

● 의학박사클리닉 호소이피부과 원장 호소이 무츠타카

또 하나의 실례가 있습니다. 65세의 당뇨병 여성으로 약물요법, 식이요법을 병행하고 있었는데, 혈당치가 197(정상치 110 이하), 당화혈색소가 10.7(정상치 5.7~6.5%)인 상태로 약은 최대로 사용 중이었지만 수치는 내려가지 않았습니다. 이에 수용성 규소를 마시게 했더니 한 달 만에 혈당치가 118, 당화혈색소가 8.7이 되었습니다. 그리고 4개월이 경과했을 때에는 혈당치가 120, 당화혈색소가 6.3이 되어 거의 정상으로 돌아왔습니다. 체중도 65킬로그램이었다가 4개월 만에 60킬로그램으로 감량되는 효과를 보았습니다.

● 의료법인 히구치 치과의원 CEO 히구치 마사히로

치주 질환은 당뇨병의 합병증으로는 6번째로 발병하기 쉬운 질환입니다. 치주 질환에 수용성 규소를 사용해 보면 상당한 효력이 있었습니다.

● 의사·의학박사 블루클리닉아오야마 원장
나이토통합의료센터 원장 / 사이타마 의과대학 종합임상내과 외래교수 나이토 마레오

자폐아의 체내 유해금속 배출

자폐질환을 가진 아이는 납이나 수은 등 유해금속의 축적이 매우 많으며, 장이 약한 경우가 대부분입니다.

특히 장내 미생물은 난소화성 물질을 흡수 가능한 형태로 전환, 비타민 K의 생산과 철분 흡수, 담즙산 대사 등 인체의 전반적인 대사과정 및 생리작용에 직접적인 영향을 미칩니다.

또한 병원성 세균의 침범 억제, 장 표피세포의 손상 방지, 장 점막의 면역 증강, 면역세포의 활성화 등 인체 면역반응에도 큰 도움을 주고 있습니다. 더 나아가, 장내 미생물 군집의 변화는 장염inflammatory bowel disease이나 대장암colorectal cancer과 같은 대장 내의 각종 질병뿐만 아니라 자폐증autism, 천식asthma, 아토피atopy, 비만 등과 같은 다양한 범위의 질병들과 밀접한 연관성이 있는 것으로 밝혀지고 있습니다.[7]

그런데 수용성 규소는 음전기를 띠고 있어 유해한 금속을 흡착하여 배출시키는 기능이 있습니다. 또한 규소는 신경세포의 재료가 되기 때문에 뇌의 신경세포를 재생하는 데에도 유효합니다. 더불어 면역을 강화해 장관 면역체계의 전반적 개선에도 도움이 됩니다.

실제로 9세 자폐증 남자아이의 호전 사례를 들어보겠습니다. 모발검사를 한 결과, 어린이의 머리카락에서 수은과 비소가 많이 검출되었습니다. 한편 대사 관련된 유전자검사 결과에는 행복호르몬이라 불리는 세로토닌의 작용이 부족해서 고집이나 불안감을 조장하고 있었습니다. 또 공감호르몬이라 불리는 옥시토신 작용부족이 공감능력이나 감정이입의 어려움으로 이어진다는 결과가 나왔습니다. 더구나 계란, 유제품, 밀에 대해서도 장관 수준에서 알레르기가 있다는 것을 알게 되었습니다.

검사 결과를 알고 나서 일단 중금속을 배출시키기 위해 수용성 규소를 1일 10㎖씩 복용을 시작했는데, 점차 수은이 감소했습니다. 그로부터 1년 후 이 아이는 차분해지고 수업 중에는 계속 앉아있을 수 있게 되었습니다. 대인관계 및 과잉행동, 국한된 행동 패턴도 조금씩 변하였습니다. 이것은 규소가 뇌신경세포의 신생, 재생을 돕고 있는 가능성을 높인 결과일 것입니다.

● 의학박사클리닉 호소이피부과 원장 호소이 무츠타카

파킨슨병, 조현병, 우울증 호전

"나비처럼 날아서 벌처럼 쏜다."라는 말을 남겨 유명해진 복싱 세계챔피언 고故 무하마드 알리. 그러나 전광석화처럼 주먹을 뻗는 그의 시합을 직접 본 적 없는 세대에게는 오히려 파킨슨병에 걸려 손을 덜덜 떨며 올림픽 성화를 점화하는 모습만이 더 인상 깊을지도 모르겠습니다. 그래서인지 파킨슨병을 속칭 '무하마드 알리병'이라 부르는 경우도 종종 보입니다. 파킨슨병은 뇌신경의 이상이 초래하는 신체기능부전으로 유명한 난치병의 일종입니다.

어느 날 60대의 파킨슨병 여성 환자가 내원했습니다. 손이 떨리고振戰, 물건을 들기 힘들며, 보행이 곤란하다는 등의 증상을 호소하고 계셨습니다. 수용성 규소를 하루에 10㎖ 투여하자, 2주 후 손 떨림이 멈추고 그 후에는 정상적으로 걸을 수 있게 된 것은 물론이며 여행까지 갈 수 있게 되었습니다.

다음 사례입니다. 20대 후반에 조현병으로 진단받은 후 계속 약을 복용하지만 개선되지 않고 증상이 진행될 뿐이었습니다. 때문에 회사도 조퇴하고 휴식을 취하는 경우가 종종 있었습니다. 그런데 수용성 규소를 시작하니 2~3개월 만에 안정적인 상태가 되었으며, 직장도 문제없이 다닐 수 있게 되고 스포츠도 즐길 수 있었습니다.

또 하나의 실례를 들어봅니다. 32년 동안 우울증이었던 딸에게 아버지가 다양한 식품에 수용성 규소를 넣어서 섭취시킨 결과 증상이 개선됐습니다. 아버지는 딸이 시집을 갈 수 없다고 생각하고 있었지만, 치료 후에는 딸 본인이 결혼을 할 수 있다고 말할 정도가 되었습니다.
뇌세포 내부의 미토콘드리아가 기능부전이 되면 뇌가 명령을 내리고 있는 몸의 움직임에 지장이 생깁니다. 미토콘드리아는 조직 자체에 규소가 포함되어 있고 또 규소가 가진 항산화력으로 결함을 치료할 수 있습니다. 따라서 규소를 보충함으로 미토콘드리아가 활성화되고 환자의 뇌세포 기능도 개선되었다고 생각할 수 있습니다.

● 의학박사클리닉 호소이피부과 원장 호소이 무츠타카

대상포진 호전

세 살 반의 남자 아이에게 대상포진이 있어서 수용성 규소를 얇게 발랐더니 2, 3일 만에 완치되었습니다. 그의 할머니도 얼굴에 규소를 발랐더니 매우 컨디션이 좋다고 기뻐했습니다.

● 의학박사클리닉 호소이피부과 원장 호소이 무츠타카

난청의 회복

감음난청이라는 병이 있습니다. 저음역대의 소리는 잘 들리지만 고음역의 소리가 잘 안 들리게 되는 병입니다. 사람의 이야기 소리는 고음이기 때문에 커뮤니케이션이 어려워져 괴로운 난청입니다. 보통 유전적으로 발생하거나 임신 중, 혹은 분만시에 생기는 경우가 많으며, 후천적으로는 과거에 뇌막염 및 뇌질환의 후유증으로 많이 앓던 질병입니다.

사례에서는 78세의 여성이, 감음난청으로 수십년 간 보청기 없이 일상생활이 어려운 상황이었습니다. 그런데 수용성 규소를 마시게 한 결과 한 달 후에는 일생생활에 문제가 없어 보청기를 잊어버리는 일도 있었습니다. 그리고 6개월이 지난 후에는 고음역대 청력이 상당히 개선되었습니다.

● 의학박사클리닉 호소이피부과 원장 호소이 무츠타카

근육통

20대 여성 환자 하나는 다리 근육이 아파서 걸을 수 없는 상태였습니다. 그런데 수용성 규소를 발라보니 2, 3일 만에 통증이 사라졌습니다.

● 의료법인 히구치 치과의원 CEO 히구치 마사히로

구내염 환자

이따금 몸이 피곤하거나 스트레스를 받을 때 입안에 염증이 생기는 경우를 보게 되는데, 이를 구내염이라 합니다. 구내염의 주요 원인은 세균이나 바이러스, 곰팡이 등에 의한 감염이며, 몸의 피로나, 과도한 스트레스로 인해 면역력이 떨어졌을 때에 주로 발병합니다. 구내염은 대개 2주 내에 자연적으로 치유되지만 심한 고통을 수반하고 재발이 잦기 때문에 예방에 신경 쓰는 것이 바람직합니다.

한번은 10세 정도의 아이가 꽤 심한 구내염으로 식사도 못 한 상태로 내원했습니다. 아이들의 경우 구내염에 걸리면 어른보다도 더 고생을 합니다. 통증으로 식사를 잘 못하다 보니 자연 면역도 함께 떨어지게 되며, 구강소독을 위해 약을 처방해도 대개 구내염을 위한 가글들은 상처에 자극적이라 아이들이 기피할 수밖에 없습니다.

그런데 수용성 규소는 무색·무취·무미입니다. 자극도 전혀 없습니다. 그래서 수용성 규소를 가글로 사용하게 했습니다. 억새 뿌리를 달여서 치주질환을 치료할 때와 마찬가지로, 수용성 규소를 넣은 물을 입에 머금고 최대한 오래 입안을 헹군 후, 그 물은 뱉지 말고 그대로 마시게 했습니다. 그랬더니 놀랍게도 다음 날부터 구내염이 꽤 좋아지고 있었습니다.

또 한번은 혀와 잇몸, 뺨의 안쪽 등에 큰 염증이 여러 개 생겨서 어려움을 겪고 있는 60세 환자가 내원한 적이 있습니다. 어린이와 마찬가지로 노인들 역시 구강 관련 질환으로 더욱 고생을 합니다. 아파서 식사를 못 하고 영양실조가 되어버리기 때문에 링거를 맞을 정도였습니다. 이분에게도 역시 수용성 규소로 가글을 하게 했습니다. 구강 전체에 퍼져있었기 때문에 하루에 몇 번이라도 좋으니 가능한 한 장시간 가글을 하고 그 물은 마시도록 했습니다. 그러자 다음날에는 상당히 회복되어 있었습니다. 식사도 제대로 할 수 있게 된 것입니다.

● 의학박사클리닉 호소이피부과 원장 호소이 무츠타카

건선질환

심상성 건선질환으로 내원했던 미국 여성의 사례입니다. 일반적으로 심상성 건선질환은 치료에 어려움을 겪습니다. 심상성 건선은 대개 피부에 붉은 반점이 생겼다가 흰 각질이 일어나며, 머리와 무릎, 엉덩이 등에서 각질이 떨어지는 현상이 나타납니다.

사실 피부에 발생하는 질환은 대부분 겉으로 보이는 증상과 달리 속병인 경우가 많습니다. 예컨대 스트레스가 피부에 미치는 영향을 알아보기 위해 쥐에게 과도한 스트레스를 유발했더니 경피수분손실도는 증가하고, 수분함유량은 줄어들었으며, 장벽의 기능이 저하돼 피부가 벗겨지고 미세한 주름이 나타나는 것이 관찰된 연구 결과가 있습니다. 그리고 이는 당연히 면역 저하로 이어질 수밖에 없습니다.

또 스트레스는 장내 미생물 생태계에 영향을 미칠 뿐만 아니라 시상하부-뇌하수체-부신 축을 통해 스트레스 호르몬이라 불리는 코르티솔 분비를 촉진시킵니다. 즉 스트레스를 받으면 피부의 코르티솔 수치가 높아지면서 피부염이 발생하고, 피지 분비에도 변화가 생겨 피부발진이 올라오기 쉬운 상태로 체질이 바뀌는 것입니다.

하지만 해당 환자의 경우 수용성 규소를 섭취하고 환부에 바른 결과 2주째부터 개선이 보이고 2개월 만에 거의 정상화되었습니다. 아마도 규소 섭취를 통해 장 벽 세포조직 재생에 효과를 보았을 것이며, 이는 곧 장내 미생물 생태계 복원과 장관 면역체계 회복으로 이어지게 되어 발생한 효과로 판단합니다.

● 의학박사 클리닉 호소이피부과 원장 호소이 무츠타카

얼굴 피부염과 화상 개선

사례의 중년 여성은 얼굴에 피부염이 생겨 고생을 했습니다. 처음에는 라미실 크림만 발랐으나 상태는 별로 개선되지 않았습니다. 하지만 희석한 수용성 규소를 뿌리면서 백선균을 죽이는 라미실 크림을 바르게 하자 1주일 정도 지나 피부 상태가 극적으로 개선되었습니다.

또 열풍으로 얼굴에 화상을 입은 20대 남성의 경우도 있었습니다. 역시 수용성 규소를 희석하여 얼굴에 뿌렸더니 1주일 정도가 지나자 개선되었습니다.

수용성 규소는 신체 모든 세포의 구성 물질입니다. 쇠약해진 세포, 죽어가는 세포, 재생되지 못하고 있는 세포가 있으면 세포의 결손에 따라 해당 기능이 결여되는데, 이때 수용성 규소가 그러한 세포를 활성화하는 힘을 더해주는 역할을 하는 것으로 판단됩니다.

영국의 수용성 규소수 처방 사례

치매의 호전

영국 킬Keele 대학 크리스토퍼 액슬리Christopher Exley 교수는 치매 환자 15명을 대상으로 규소가 함유된 생수를 매일 1ℓ씩 13주 동안 마시게 하는 실험을 실시하여 치매환자의 인지기능을 평가한 바 있습니다.

그 결과 3명은 성적이 상당히 개선되고, 8명은 더 이상 나빠지지 않는 등 규소가 많이 함유된 생수가 알츠하이머 치매 환자의 인지기능 저하를 억제하는 데에 효과가 있다는 연구결과를 도출한 바 있습니다. 크리스토퍼 액슬리 교수는 규소가 인지기능 개선에 도움이 되는 것은 체내의 신경독소인 알루미늄을 감소시키는 작용을 하기 때문이라고 설명했습니다.

대한한의원 선재광 원장 임상사례
– 고혈압, 당뇨, 고지혈증 개선 임상사례

김○○ 씨·주부·15년 전 고혈압 및 고지혈증 진단

김○○	11월 3일	11월 20일	11월 27일	12월 4일	12월 11일
혈압	140/70	124/70 (11/23)		120/70	126/84
ECRI	2554	2426		3052	2709
HDL	32	31		32	
LDL	125	88		96	
중성지방	240	253		217	
당	118	90		98	
체중	73(9/15)				67.2

- 소화되기까지 항상 고생하던 두통 증상이 많이 호전되었으며, 머리가 개운하고 맑고 좋습니다.
- 위궤양 및 위산과다, 그리고 위장 쪽의 통증이 60% 줄어들었습니다.
- 양측 무릎 통증이 50% 줄어들었습니다.
- 소변 횟수가 적절하게 줄어들었고 소변이 시원합니다.
- 체중 변화: 5kg 감소했습니다.

선○○ 씨·55세·주부·고혈압/고지혈

선○○	11월 3일	11월 21일	11월 28일	12월 4일	12월 11일
혈압	146/80	127/80	110/76	112/78	120/78
ECRI	3883	3352	2763	2774	2444
HDL	54	65	68	53	65
LDL	73	43	66	34	49
중성지방	119	99	81	90	171
당	85	88	95	88	102
체중	55(9/22)				53.2

● 야간 근무를 하고 난 뒤 2시간 정도 자고 일어나도 머리가 맑고, 힘들다는 느낌이 안 들며 몸이 가벼워졌습니다.

● 공복에 늘 위가 쓰리고 아팠던 증상이 가벼워졌습니다.

● 밤에 숙면을 취하고 꿈을 꾸지 않고, 자고 나면 몸이 개운합니다.

김○○ 씨·59세·주부·고혈압/당뇨

김○○	11월 13일	11월 20일	11월 27일	12월 4일	12월 11일
혈압	142/82	126/76	128/82	122/82	122/82
ECRI	2614	2309	2608	2560	1595
HDL	61	52	55	52	61
LDL	10	114	179	137	169
중성지방	458	340	374	557	171
당	143	215	127	161	130
체중	62				62

- 허리 통증 및 골반통증이 완화되었고, 손발이 많이 따뜻해 졌습니다.
- 피부 변화: 피부가 좋아졌는지 주변에서 보톡스를 맞았냐 고 물어보십니다.
- 몸과 마음이 훨씬 가볍고 매사에 활력이 생겼습니다.

유○○ 씨·65세·주부·고혈압/고지혈

유○○	11월 13일	11월 20일	11월 27일	12월 4일	12월 11일
혈압	142/86	110/68*	120/60**	132/82***	126/80
ECRI	2610	2608	2887	1554	1879
HDL	63	45	49	54	54
LDL	26	42	21	11	58
중성지방	254	116	174	283	131
당	95	114	86	92	95
체중	70(6/29)				66.8

● 배에 가스 차는 증상들이 많이 호전되었으며 변의 상태도 많이 좋아졌습니다.

● 소변을 보러 화장실을 가는 횟수가 줄어들었습니다.

● 통증이 70~80% 좋아지고, 계단을 다닐 때 무릎이 많이 편해졌습니다.

* 혈압약 반 알씩 복용
** 혈압약 반 알씩 격일 복용
*** 혈압약 복용 중단

우리나라에서도 규소 농축액이 해조류에서 최초로 개발되어 주목을 받고 있습니다.

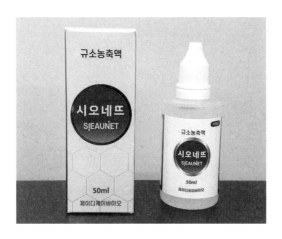

제주도 청정지역의 지하 용암 해수에서 순수하게 배양한 해조류 (규조류)에서 규소를 추출하고 이를 농축한 제품입니다. 기존 일본, 미국, 독일 등에서 음용되는 농축 규소수는 광물에서 추출한 것과 달리 이번 한국에서 개발된 시오네뜨SIEAUNET 제이디케이바이오JDKbio 는 해조류에서 추출하여 안전성이 더 확보되었습니다. 해조류에서 추출하여 실리카(이산화규소)의 순도가 99.5% 이상입니다. 시오네뜨는 규소 외 유용 미네랄 함량이 광물 유래 제품보다는 월등히 높습니다. 일본 A사 제품은 규소 함량이 1% 정도, 시오네뜨는 3% 규소 함량을 가집니다.

항목	JNC 규소수 (시오네뜨1)	JNC 규소수 (시오네뜨1)	JNC 규소수 (시오네뜨2)	JNC 규소수 (시오네뜨2)	일본제품	일본제품
	mg/L	%	mg/L	%	mg/L	%
Ca	220	0.021	3153	0.290	1.5	⟨0.001
Mg	168	0.016	2059	0.189	1.4	⟨0.001
Na	25450	2.385	26190	2.413	4260	0.412
K	362	0.034	527	0.048	69	0.007
Mn	0.9	⟨0.1	12	0.001	0.2	⟨0.001
P	158	0.014	2075	0.191	⟨0.001	⟨0.001
Zr	⟨0.1	⟨0.1	⟨0.1	⟨0.001	1.4	⟨0.001
Ba	2.0	⟨0.1	7.3	⟨0.001	⟨0.001	⟨0.001
Sr	1.2	⟨0.1	25	0.002	⟨0.001	⟨0.001
Zn	3.3	⟨0.1	19	0.002	⟨0.001	⟨0.001
Cr	0.7	⟨0.1	3.1	⟨0.001	⟨0.001	⟨0.001
S	111	0.010	173	0.016	4	⟨0.001

자료제공 : 한국세라믹기술원

참고문헌

P.91

1) 백일영, 「미토콘드리아 전자전달계의 인위적 차단과 유산소 훈련이 항산화 체계 및 에너지 대사에 미치는 영향」, 『운동과학』11권 제2호, 한국운동생리학회, 2002, p.316.

P.93

2) 이현숙, 「환경 · 역병 · 권력」, 『동양사학회 학술대회 발표논문집』, 동양사학회, 2007, p.76.

P.97

3) 「유재욱의 생활건강―미래의 암 치료법 '면역치료'」, 《시사저널》 2018년 05월호, p.54.

P.105

4) 김세윤(2017), 「규소 보충이 RAW 264.7 세포와 마우스에서 면역 기능에 미치는 영향」, 공주대학교 대학원 식품영양학과(석논), p.2.

P.105

5) 배민정 · 이미화 · 신희순(2015), 「장관면역의 조절인자 "식품"」, 『식품과학과 산업』48(1), 한국식품과학회, p.62.

P.142

6) 임병우 · 이창진 · 김종대, 「식이섬유질의 면역조절기능에 관한 연구」, 『식품산업과 영양』9(2), 한국식품영양과학회, 2004, p.26.

P.188

7) 배민정 · 이미화 · 신희순(2015), 「장관면역의 조절인자 "식품"」, 『식품과학과 산업』48(1), 한국식품과학회, p.66.

신비의 돌 규석

(수용성규산염(SiO3), 규석수)

신이 인간에게 내려 준 마지막 선물

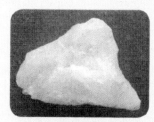

수용성규산염 제조원료
불용성인 규소 99.5% 이상
함유한 규석(차돌)의 형태

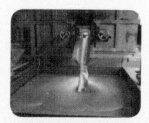

수용성규산염 용출
1650℃ 고온 처리에 의해
녹아서 용출되는 장면

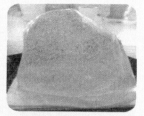

수용성 규산염 결정체
불용성의 규석(차돌)이
열처리로 100% 수용성인
규산염(SiO₃)으로 변화됨

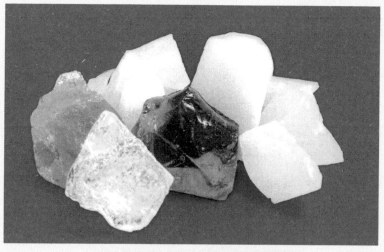

수용성 규산염 결정체
(용융 온도에 따라 색이 달라진다.)

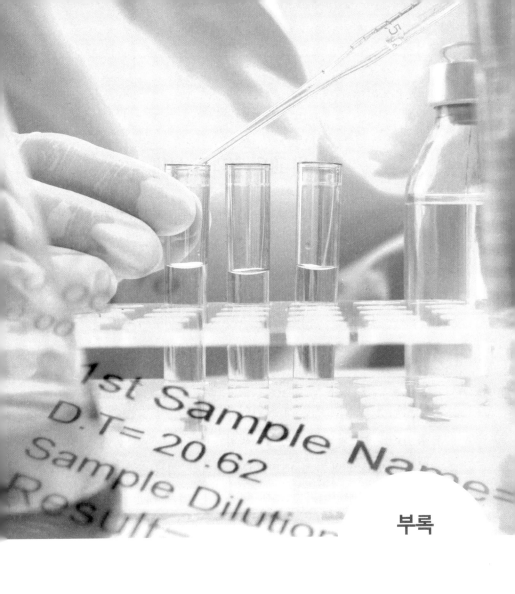

부록

규소의 과학 철학적 실체

이 장은 『결합하는 생명의 힘, 물과 규소와 기(氣)』라는 책을 저자 선재광 박사가 요약하고 쉽게 정리한 내용입니다.

병에 걸리지 않는 백탕(白湯) 건강법

더위가 한창인 여름에 지인이 『병에 걸리지 않는 백탕 건강법』이라는 책을 보내왔다. 책의 내용대로 본인도 해보고 환자에게도 권했는데 배변 활동과 피로 회복 등이 상당히 좋아졌다. '백탕'이라고 하면 물을 부드럽게 하고, 멸균 효과가 좋아지는 정도로 생각되었다. 하지만 백탕을 먹어보고 환자들에게 권하면서 효과를 체험하니, 백탕 건강법의 책을 정독하여 읽을수록 별것이 아니라는 의심이 별것이 있구나 하는 확신으로 변해갔고, 임상을 할수록 반드시 해야 한다는 믿음이 들기 시작하였다. "지금의 과학으로는 설명할 수 없을지도 모릅니다"라는 저자의 말이 묘하게 자존심을 건드

렸다.

　저자인 의사가 제창하는 올바른 백탕 만드는 법은 "제대로 끓인 백탕은 포트로 끓인 물이나 어중간하게 데운 물과는 명백하게 다르다"고 말하고 있다. '백탕의 맑고 가벼운 물'이 몸에 들어가면서 약해진 위장 기능이 회복되고, 소화 기능이 좋아지고, 체내에 쌓인 독소가 정화되면서 몸 전체가 회복된다고 말한다. "백탕을 계속 마시면 몸은 물론 마음도 가벼워지고 기분이 상쾌해진다"고 경험을 이야기하고 있다.

　실제로 포트로 자동적으로 끓인 물과 올바르게 끓인 백탕은 변비 개선 효과나 몸이 따뜻해지는 효과가 다르다. 백탕을 계속 마심으로써 변비, 수면 장애, 냉증, 불안, 우울증 등 다양한 증상이 개선된 수백 명의 사람을 병원에서 경험하고 있다. 결과가 있다는 것은 구체적인 작용이 있다는 것이다. "보이지 않는 것이고 지금의 과학으로는 설명할 수 없을지도 모르지만, 백탕이 몸과 마음에 주는 효과는 많은 분들의 경험으로 입증된 사실입니다"라고 책은 저술하고 있다.

　"백문이 불여일견"

'가시화'된 과학적 근거를 모색하기 위해 서둘러 도쿄의 수돗물, 사이타마현의 수돗물, 오카야마현 가모가타의 특정 도랑의 물 등 가까이 있는 샘플을 가지고 실험했다. 나카지마·사와모토의 '집단 콜로이달론'의 분석방법으로 정리하고 보고서를 작성했다. 이는 물론 하수무라 의사의 혼잣말 "과학적인 근거가 없지 않나?"에 대한 답을 위한 것이기도 했다.

'백탕'에 대해 제공된 정보에 반하여 그 과학적 작용 메커니즘을 추구했다. 그 잠재력의 임상시험 결과는 예상외로 좋았다. 하수무라 의사는 '백탕이 가진 가벼움'이라고 표현하고 있다. 가벼움이란 지금까지 과학자들이 말하는 '클러스터가 작다'는 것을 가리키는 것일까. 철학적 과학의 표현인 '가벼움'의 의미가 이번 나카지마·사와모토의 과학적 검증으로 그 진수를 보이기 시작했다. 하수무라 씨가 주장하는 80℃ 전후의 온도 범위보다, 오히려 실내 온도 수준에서 백탕의 힘이 두드러지고 더 잘 발휘되는 것으로 밝혀졌다. 밀도에서 예상되는 가벼움이 아니라 오히려 치밀하고 질서가 있는 훌륭함이 과학의 옳은 이론이다. '가벼움'이라는 참뜻은, 동적 관점에서 보이는 콜로이달의 상쾌한 민첩성, 주위와 조화를 이루는 부드러움, 그리고 균일화된 장場 만들기의 활성, 즉 촉매기능이라는 것을 명확하게 데이터에서 알 수 있다.

경쾌하고 민첩하며 단단한 힘이 있는 우아한 움직임뿐만 아니라, 함께 어울릴 수 있는 콜로이달 미세화, 초미세화에 따른 물의 계층 구조가 가지고 있는 적절한 유전분극誘電分極 기능, 그 집단율동集團律動과 질서성이 이루는 생명체에 적절한 소집단 활동이라고 생각한다. 하수무라 의사의 '백탕이 가진 가벼움'의 참뜻을 과학적으로 이해할 수 있었다.

의학·의료 관련 전문 선생님들은 필자의 생각을 꼭 검증해주셨으면 한다. 만나는 사람마다 '백탕 건강법'을 추천하고 있다. 백탕은 가장 경제적이고 쉽게 할 수 있는 잠재력 있는 기초적 건강 유지법이다. 순수純水는 신체에 맞지 않지만, 백탕은 일차 경도라고 불리는 탄산칼슘이나 탄산마그네슘은 약간 줄어드나 이로움이 백 있어도 해로움은 하나도 없다. 독자 여러분도 안심하고 꼭 시도를 해보면 어떻겠는가.

물의 실체는 결합하는 생명의 힘

이 책은 '생명의 핵'이 되는 물과 규소와 氣의 '결합하는 생명의 힘'에 관한 이론을 정리한 것이다.

"뇌는 까닭이 있어 90%가 물로 되어있다고 한다."

물의 생명인 '수소 결합'의 발견자 라이너스 폴링 박사가 전신마취의 작용원리로 주창한, 뇌 속의 물 '수화성 미세 크리스탈 이론', 즉 수성상이론水性相理論을 방불케 하는, 결합하는 생명의 힘인 물 '콜로이달' 즉 '생체계의 물'의 실제적인 연구이다.

'결합하는 생명의 힘'의 구체적인 모습, 임상시험을 통해 귀납적으로 도출해 낸 철학적 과학의 세 가지 요체는 다음과 같다.

● 생활장이란 물과 규소의 콜로이달 표면음전력이 기능하는 자기조직화의 장
● '결합하는 생명의 힘'으로서의 물이란 규소가 담당하는

결합군화結合群化된 자기촉매의 물

● 생명의 힘이란 물질과 정신을 통합, 중용, 능화菱和[*]하는 '결합하는 힘'인 물의 촉매기능

모두가 생명과학 그 자체의 본질이다. 일견 과학이 아니라 픽션으로 착각될지도 모르며, 나에게조차 호언장담이라 생각되는 결론이다. 하지만 이것은 '현상'이라는 '실재'의 신에게서 배우며 생각하고 귀납한 한 사람의 연구 체험 에세이이자, 논픽션(실화기록)이다.

"존재하는 모든 것이 본래 가지고 있는 전체성의 근본"에 초점을 둔 물Water이라는 '존재'의 '물체' '능력' '구조'의 수수께끼 풀이이며, 독자적인 연구사고와 분석방법으로 수많은 임상실험을 통해 쌓아온 경험법칙의 집대성이다.

양자역학의 아버지 슈뢰딩거 박사가 깨달음을 얻고 한 말인 "양이 질을 낳고 기른다."에 이끌려 겨우 도착하게 된 생활장 물의 실상 '콜로이달 영역론' 매체 자체가 촉매를 통해 자기조직화되어 새로운 촉매가 되며 증식을 반복하여 질 전

---

[*] 능화(菱和): 몇 가지가 모순이나 충돌 없이 서로 적당히 화합하는 단어 '조화'에서 착안하여 그런 소립자 수준으로 섞이는 모습의 조화와 대치하고, 한 걸음 더 들어가 개성이 넘쳐 섞여 합쳐지는 모습을 표현하기 위해 고안한 조어.

환을 이루어 높은 기능을 수반한 생명체가 되도록 순응 ⇒ 피드백 ⇒ 환경적응을 스스로에게 부과하여 이룬 후천성 유전의 산물이다.

인류를 비롯한 모든 생명체는 '그 자체가 전하를 가진 콜로이달'로서 '생명'을 이어나가고 있다. 생리 활성을 담당하는 생명의 원천 '뇌간 작용'이야말로 생명체 자신의 존재 '생명의 힘'의 근원이며, 또한 필연적인 무의식의 생명 통찰 '생명의 급소'가 아닐까.

생명체의 전하력電荷力 발휘에 가장 우수한 물이란 "물과 규소가 이루는 밀도 '1'을 넘어 아임계수(물의 온도를 섭씨 374도, 압력 220기압으로 올려 임계점보다 낮은 근처의 영역을 아임계수라고 함. 아임계수는 유기물에 대한 용해력과 분해력을 갖는다) 수준의 해리, 침투, 용해력을 겸비하는 물"이라고 할 수 있다.

이러한 특성을 갖춘 '특이점의 물'은 자연계에 무수히 존재하고 있다. 치밀함과 질서 유지의 조율리듬*(하모닉스)을 연

---

* 조율(調律)리듬: '진동'이라는 에너지가 모여 물질이 생긴다. 모든 물질은 항상 어디에서나 고유진동을 하고 있다. 물리학에서 명확한 진동의 구분 호칭은 없다. 각 사람이 자기 감각으로 달리 사용하고 있다. 집단이 율동(律動)하면서 최소한의 에너지로 질서안정 유지를 이루는 진동을 조율리듬이라고 부르고 있다.

주하며 어떠한 물체와도 용해 혼합할 수 있는 만능의 매체이다. 이러한 특성을 갖춘 물은 무려 38억 년 전에 이 지구상에서 생명체를 탄생시킨 '결합군화結合群化한 물' 그 자체라고 할 수 있다.

그렇다면 이러한 물의 특성은 무엇일까? 우선 액-액계면의 존재를 발견. 현대 과학의 상식을 근본부터 뒤집은 사실이다. "용액이란 용질(녹아있는 것)과 용매(녹이고 있는 것)가 원소 또는 이온상태로 섞인 균일한 상태이다"라는 현대 과학의 전제가 성립되지 않는 사례이기도 하다. 물리학 70의 불가사의라 불리는 용액의 이양태론(二樣態論 - 사물의 두 가지의 상태가 동시에 존재한다), 즉 콜로이달 상태의 해명이다.

이는 단순한 결합수가 아니라 규소에 붙은 결합군화된 생태계의 물의 모습이다. 물의 생명인 '수소결합'을 제어하고 기존의 물리과학에서는 있을 수 없는, 상온 상압에서 아임계적 특성을 발휘하는 물의 실증이며 발견이다. "불가사의한 물의 신비는 콜로이달에 있다"는 소박한 메커니즘의 해석이나 다름없다.

또한 미약에너지Subtle Energy나 초현실적 현상, Psi 에너지와의 공명, 공진의 메커니즘을 알아내기 위한 물 매개媒介, 사와모토澤本식 모의임상시험 〈인공의 氣*〉의 실증이며, 그 기능의 해석이다. '氣'의 메커니즘 해석이 보이기 시작했다.

더 나아가 음파의 매개·매체 역할을 하는 공기와의 공진共振·공명 '소밀파'의 '가시화'이며, 물 매개의 임상실험 실증이다. '음파는 전자파이다'라는 자연과학의 예상치 못한 사상을 깨닫는 발견이다. 규소(규산의 기본골격 SiO₄)와 물 상자성매체가 이루는 공통어 '진동'의 공진·공명의 기적, 전자기작용 그 자체이다.

덧붙여 물의 존재가 낮은 에너지 원자전환에 필수인 것도 풍화패 화석(風化貝: 일본에서 산출되는 조개류 화석)이나 소성우골분(燒成牛骨粉: 소의 뼈를 고온처리한 후 가루로 낸 것)의 간단한 물 용해 임상시험에서 밝혀지고 있다. 물이야말로 음양 대치의 계면 '제로 자장'에 기능하는 최고의 촉매기능을 가진 중용의 매체라고 할 수 있다. 특히 규소의 존재로 촉매기능이 1만 배를 충분히 넘는 것이 시도되고 있다. 모든 것은 진동, 맥동, 흔들림을 통해 결합하는 물의 힘의 기능이다. 물은 훌륭한 매체이지만 그

----

* 인공의 氣: 필자의 조어. 기공사(氣功師) 등이 사용하는 氣에너지를 인간의 관여 없이 인공적으로 낼 수 없는지를 임상실험으로 확인하고 그 사실을 표현하는 말이 필요하여 그 장치가 발하는 에너지를 '인공의 氣'라고 이름한 것이다.

기능을 굳이 '촉매기능'으로 단정 짓는 과학자들은 왠지 드물다.

이들 새로운 사상事象은 특히 원리원칙을 전해질 이론으로 세운 현대의학·생리학계에서는 받아들일 수 없는 비상식적인 결과일 것이다. 하지만 이 비상식적 이론을 생명체의 수많은 이상 현상에 적용하여 분석, 고찰해 보면 신기하게도 깔끔하고 심플하게 작용원리가 설명된다. 동서고금을 막론하고 실천의 장에서 평소에 이루어지고 있는, 물과 수용성 규소가 이루는 '결합하는 힘인 물' '콜로이달'의 기능에 대한 주시이다.

지식인 분들이 어떻게 판단할지는 모르지만 이는 실증임상실험 현상에 의해 밝혀져 귀납한 결과이다. 필자는 의학·생리학의 문외한이지만 결합하는 힘인 물의 촉매기능, 즉 '생명의 힘'을 발견한 사실을 통해 자연의 섭리 '다이너미즘'이 이루는 '전체력全體力'의 훌륭함을 말할 수 있었다.

"모여 합쳐지고 떼를 지어 고리를 이룬다" 집단이 되는 의의를 희구하며 임한 '실용적 물'의 모습에서 배웠다. 현대과학이 정의하는 '균일한 양자量子조화의 이상직 물'보다도 고체·액체·기체가 섞인 '미셀 콜로이달'의 개성 넘치는 '능화

형鎔和型의 실용적 물〉'의 기능을 추구한 임상시험 결과이다. 새로운 천년의 비장한 소원 '결합하는 힘인 물', 즉 솟아나는 '생명의 힘' 임상실험의 길조이다.

'생명의 힘'이란 결합하는 힘인 물의 촉매기능

목표하는 최종 표적 '생명의 힘', 즉 결합하는 힘인 물의 촉매기능이 깊은 계곡을 낀 언덕 위에 보이기 시작했다. 수많은 불투명한 걸음을 내디디면서 "현상이야말로 진실", 그 한 문장을 믿으며 우여곡절을 겪어 걸어왔다. 많은 협력과 뜻밖의 만남 덕분에 질타 격려를 받아 팔부능선으로 보이는 고개로 겨우 도착했다.

'생명의 물'이란 과학이 표방하는 원자나 이온 전해질처럼 균일하고 단순한 소재의 물이 아니다. 풍부한 '개성'을 발휘할 수 있는 모이는 군郡·단團, 즉 구조화되고 결합군화된 결합하는 힘인 물 '콜로이달'의 기능이다. 이 사실과 과학적 근거 그리고 선도자의 훌륭한 깨달음과의 차이와 정합성을 명확하게 보여주는 것이 이 책을 저술하는 사명이며 목적 그 자체인 것이다.

우선 임상시험의 근간을 이루는 원리 이야기부터 시작하고 싶다. 생명 에너지를 발휘하는 소집단 '결합하는 힘인 물'의 기적적인 기능을 결정짓는 새로운 유전분극·유전완화 영역의 발견. 전자레인지 응용의 주파수 대역 10기가헤르츠 GHz에 비해 4자릿수나 낮은 저주파수 메가헤르츠MHz영역, 즉 1000킬로헤르츠kHz 영역의 집단 덩어리의 존재를 논한 것이다. 현대과학이 식별하는 용액의 전해질 균일론에서는 있을 수 없는 평소의 실용적 물 특이점의 모습이다. 이 주파수 영역은 전 세계 과학자들이 연구대상 범위에서 제외한 특이한 주파수 영역이다. 이는 선입견 때문이라기보다는 의식적으로 "있을 수 없다"라고 여겨지기에 제외된 것이다. "물은 콜로이달"이라고 여기지 않는 한 발견할 수 없는, 용액의 기적 발생의 원천 '제2의 유전완화 영역'인 것이다.

　감사하게도 필자의 정성定性에 대한 임상시험 데이터뿐만 아니라 최첨단 분석과학기술이 이룬 용액의 초미세입자 제타전위와 그 입도 분포, 및 고체·액체·기체가 섞인 상태의 실체마저도 관찰이 가능해지고 있다. 최근 가장 원했던, '물의 제2유전완화 영역'이라고도 할 수 있으며 필자 가설의 근거가 되는 '유전율'이 실측되고 신비한 물의 과학적 원리가 연결되고 있다. 역시 "현상이야말로 신", 천지 화합의 번개

와도 비슷한 행복감을 온몸으로 받은 순간이었다.

걸어온 기슭 일대를 한눈에 내려다볼 수 있고 상쾌하고 시원한 바람이 마음을 위로해 준다. 목표하는 최종 표적 '생명의 힘'의 의학, 생리학의 기초기술개발을 향해 내딛는 든든한 약이며 에너지원이다. 자기 힘으로는 넘을 수 없는 골짜기를 바라보며, 서툴러도 애써 임상실험을 하고 얻은 꿈의 다리 '생명의 기본설계원안'의 기억이 사라지기 전에 '지금'을 적어두기로 한다.

■ '생명의 힘'을 찾아서

"생명의 물의 원천력이란 전해질 반응이 아니라 콜로이달의 결합하는 힘 '전하'와 미약한 교번자기진동交番磁氣振動 '氣'를 받아들이는 것에 있었다"* 집단이 되는 의의를 희구하고 물과 규소와 氣의 결합하는 생명의 힘의 요지이다.

----

* 집단이 되는 의의: 보이지 않는 에너지가 모여 물질화되어서 이 세상에 처음으로 모습을 드러낸다. 작은 소립자에서 원자, 분자, 집합체로 모여 크기를 더하며 그것이 하나의 집단으로서 기능하고 있다. 집단이 아니면 이룰 수 없는 기능이 거기에 있다. 존재하는 모든 것에 의의가 있다. 그 대표가 '생명체'의 탄생이다. 집합체는 개체의 오합지졸이 아니다. 새로운 기능으로 개체를 제어하는 신기능집단이다. 슈뢰딩거 박사의 '양이 질을 바꾼다' 그 자체이다.

■ 생명이란 매체인 '물'의 집단 특성 '군지능swarm intelligence'의 산물

모든 존재는 군집 행동의 결과로 생긴 것

모여서 서로 부딪치는 집합체란 단순한 개체들의 총합이 아니다.

주위환경 전체와 하나의 합목적성 틀에 철저하고, 유일무이한 새로운 기능을 이룬다.

2개의 수소와 1개의 산소가 결합하여 신비한 액체 'H_2O'가 되도록 한다.

위대한 양자역학의 창시자 에르빈 슈뢰딩거 박사는 저서 『생명이란 무엇인가』에서 "양이 질을 크게 좌우한다"고 저술했다.

무질서에서 질서가 태어나 질서에 질서를 거듭하여 생명의 기초를 기른다고 한다.

지구 생명체의 탄생은 규소(Si : 실리콘)가 두목이다

'생명의 힘'이라고 자부할 만한 근원을 이루는 것은 무엇인가? 생명의 힘은 '결합하는 물의 힘'에 있다. 이는 우주의 삼라만상, 질서를 거듭하여 이룬 복합 질서체 그 자체이다. 만물 생성의 자기촉매기능을 살린 '자기조직화'의 원천의 장이다. '생명의 물 매체'를 질서화하고 있는 것은 무엇인가? 대부분의 사람들이 말하듯이 물 자신이 이루는 결합의 힘 '수소 결합'이라는 것이 진실일까? 답은 "아니오"이다.

물 분자의 수소 결합보다 훨씬 강하게 결합하는 규소와의 '특이점'이 있다. 규소(미네랄의 골격 SiO_4)와 물이 이루는 전기 이중층의 전하응집체이다. 무질서한 물을 제어하는 것은 규소의 표면음전하 '인력引力'이다. 생명체 핵이 되어 자기촉매 작용의 장을 마련하여 '자기조직화'을 이루어낸다. 물을 붙인 규소가 이루는 콜로이달의 신비한 '결합 작용' 그 자체, 결합군화結合群化된 '물'이 생화학의 유일한 '생명의 씨앗'이다. 35억 년 혹은 38억 년을 거슬러 올라가는 '라이프 매거진'의 시작이다. '생명'이란 자연 질서 법칙이 이룬 '자기 조직화'의 극치, 자연의 필연, 물과 구조를 가진 광석SiO_4이 보편적 氣의 장에서 만나 동적 상호작용을 거듭하여 획득한 생명창조의 근원적인 작동원리이다. 즉 이는 '결합하는 힘'의 철학적 과학 사고가 이루는 '생명 자연 발생'의 이야기이다.

지구 생명체의 탄생은 규소(Si: 실리콘)가 두목이다. '생명'을 품고 융합체 '생체'의 기초가 필연적으로 바다 특이점에 나타났다. 물과 규소가 결합한 융합체 '콜로이달'의 출현이다. 우주의 다이너미즘이 이룬 유기화합물 아미노산과도 결합한다. 생명탄생의 세 가지 조건 '액상의 물' '수용성 규소' '열원'을 갖춘 매체의 장이다. 생체는 새로운 조율 리듬, 자체 질서의 '생명력'으로 흔들리기 시작한다. '생체' 스스로의 율동律動을 이룬 '생명체 탄생'의 순간이다. 물은 규소의 결합 질서인 '전하력'으로 '생명 그 자체'가 될 수 있었던 것이다. 인류사가 말하는 생명체의 자연발생설은 다음과 같이 요약할 수 있다.

"생명체는 모두 규소를 근간으로 하여 그 위에 탄소화합물을 입은 존재"

SF영화 이야기가 아니라, '지구 생명체' 근원의 실상이다. 규소는 산소와 만나SiO_4, 전자에너지 준위의 등방향성을 맺고 있다. 규소가 관리하는 물의 질서 집단 '콜로이달'이 '생명의 씨앗'인 것이다. 규소는 운명공동체인 산소와 함께 물과 결합하여 '상자성'을 자아낸다. 우주 보편의 '氣'(에테르, 자유 에너지)와 예민하게 감응되고 요동친다. 생명 에너지 '전하'의 유도기전력誘導起電力을 담당하고 있다.

노벨 생리학·의학상을 수상한 뤽 몽타니에 박사는 연구하며 외쳤다.

"지구 대기의 고동 '슈만 주파수 7.8헤르츠'는 생명의 고동이다!"
"유전자 DNA의 전자기 교신에 슈만 주파수가 필수이다"

이는 친수성 유기물과 결합하여 자기조직화된 집단 조율 리듬이다. 질서체 스스로가 자아내는 조율리듬이야말로 고체의 '영혼'이며 '생명' 그 자체의 맥동에너지이다. 지구 생명체야말로 물과 규소와 氣를 근간으로 한 생명체 그 자체인 것이다.

물과 규소와 氣의 생명 '콜로이달' 결합의 전하 작용

그렇게 "생명의 원천은 물과 규소와 氣의 상호작용이 이루는 동적 콜로이달의 결합하는 힘 '표면음전하력'에 수렴된다"라는 단순한 원리에 도달했다. "균일한 양자 조화보다 소집단이 이루는 개성 넘치는 능화鼇和을 찾아서"라고 하며 현대과학의 용액이론 정의와 대치되었던 나카지마 · 후카모토의 '용액의 실상'을 주창한 것이다. 심플한 키워드 '물이 붙은 규소'의 기능 그 자체인 것이다. 콜로이드, 그 표면음전하력과 입도 분포의 관련이 물리 및 화학반응에 강력한 영향을 미치는 표면 에너지를 발생시킨다. 그 사실을 잘 생각해야 한다.

용액 내의 개성 발휘야말로 용액의 액−액계면의 존재이며, 신비한 힘 '결합의 힘'이 드러나는 근원이다. 수용성 규소 콜로이드의 실천과 이론이 만나는 곳에서 생명에너지의 새로운 사례 근거를 보일 수 있었다. 생명과학 및 의료관련을 비롯한 다양한 분야의 선각자, 선도자의 통찰력으로 가득찬 지식의 도움을 받으면서 도달한 임상시험 결과나 다름

없다. 특히 치시마 학설*千島學說에서 주창하는 AFD현상, "모여들어 융합하여 그리로 분화 발전한다"와도 일치하는 저자의 "모여 합쳐지고 떼를 지어 고리를 이룬다" 현상은 물체의 표면화와 근원을 같게 하여 결합하는 작동원리이다.

또한 필자의 사상事象연구와 서로 겹치는 2개의 세계적인 생명전하론生命電荷論이 있다. 나카지마·사와모토의 콜로이달 영역론의 진수 '전하의 기능'은 확실한 공시성(synchronicity, 뜻 깊은 우연한 일치·동조)이며 이를 통해 더욱 강하게 확신하게 되었다. 또 하나는 구미에서 잘 알려진 의료계 최고 저널리스트 린 맥타가트의 저서 『필드(우주 비밀의 힘을 찾아서)』이다. 그는 다음과 같이 단적으로 생명의 근원과 실체를 간편하게 정리하여 단언하고 있다.

"수십 년 동안 전 세계 다양한 전문 분야의 최고 과학자들이 많은 실험을 하여 현대 생물학이나 물리학의 상식에 반대하는

---

* 치시마 학설(千島学説): 생물학 전공인 기후대학 교수 치시마 키쿠오 박사(1899~1978년)가 살아 있는 생물에 대한 현미경 관찰의 사실에서 귀납한 혁신적인 생물학적 세포의 가역적 분화의 이론이다. '생명 탄생과 세포분화'의 필연성을 말했다. "집단은 개체의 집합이 아니다" "진리는 한계영역 안에 거한다"라는 말을 남겼다.

결과를 내고 왔다. 이러한 연구를 정리해 보면 우리의 궁극적인 모습은 화학반응이 아닌 에너지를 가진 전하라는 것이다. 인간을 비롯한 모든 생물은 다른 모든 존재와 연결되는 에너지필드 안의 에너지 집합체이다. 고동치는 이 에너지필드야말로 우리의 신체와 의식, 그리고 우리 존재의 중심적 동력원인 것이다"

여기에 한 가지 더, 미국 예일대학의 해롤드 색스턴 버 박사는 저서 『생명장의 과학Blueprint for Immortality』에서 "성분이 장을 결정하고, 반대로 장이 성분의 움직이는 방향을 결정한다. 생명 동전기장動電氣場의 활동으로 생명체에 전체성, 조직성 및 연속성이 생긴다. 우주란 일종의 전기장이다"라고 말했다. 우주 질서 '결합하는 힘'은 이를 도모하여 근간이 되는 자연의 섭리 '물리 법칙'에 틀림없다고 저자는 받아들이고 있다.

우주 전체에 존재하는 '氣'는 비과학이 아니다

필자가 이전 책보다 한층 더 콜로이달 이론을 심화시켜 '확신'을 한 것은 '氣'의 존재이며 심신의학의 임상 체험이 확신을 주었다. '氣 에너지'란 우주 창조의 근본 요소로 서양에서는 에테르(고대 그리스어), 동양에서는 아카샤(산스크리트어)라고도 불렸다.

사람들은 영적 생명 에너지의 존재와 '신'의 존재를 겹쳐 생각하여 경외감을 품고 있었던 것이 아니었을까. 현대과학도 마찬가지이다. '제로 포인트 필드', '소용돌이 초미세 자기장', '양자量子의 바다' 등 관련 가설들이 많다.

하지만 현대 과학문명사회는 '과학 만능'을 절대가치로 여기는 풍조가 극대화되어 있다. 그러한 사회 풍조에서 '氣' 문제로 들어간 순간, 비과학적인 이미지가 떠올라 어딘가 수상쩍은 오컬트(종교적인 숭배) 세계에 이끌려온 것 같다고 느끼는 사람들이 많지 않을까. 환갑을 지나 61세가 될 때까지 과학을 전부로 생각하여 살아온 나 자신도 그랬으니까…

사실, 기의 세계는 '컬트(종교적인 숭배)'와는 완전히 다르며 단순한 '오컬트(신비적인 것)'도 아닌 자연 과학의 심오한 과학임을 알게 될 것이다.

'氣'는 인류 최대의 관심사이다. 무녀의 세계, 무당에게 이끌리는 부족국가, 통치자에 의한 신의 가호와 선서의식宣誓儀式, 그리고 신학, 철학, 종교, 사상 등 그 근원을 이루는 '氣'의 존재는 헤아릴 수 없는 실체의 세계가 있다. 아직 현대 과학에서 구체적으로 밝히지 못한 물질이기에 '과학의 로망'이라고도 불린다.

그러한 과학의 로망은 확실히 존재한다. 물리량으로서 법칙화·정량화된 근원을 이루는 빛에너지법칙의 플랑크상수보다 더 시조 근원으로 거슬러 올라가야 하는 '氣'는 아직 물리학으로도 속수무책인 상태이다. 정지 에너지가 아닌 동적 평형 상태의, 아직 과학적으로 밝혀지지 않은 물리 법칙이라고 추측하고 있다.

$$E = Hv \text{(광자 에너지 = 플랑크상수 × 빛의 진동수)}$$

이 세상(물질 세계)의 이치를 모두 설명할 수 있는 4가지 힘(중력, 전자기력, 핵의 강한 힘, 핵이 자연 붕괴하는 약한 힘)이 대통일된 빅뱅 이전의 시원 에너지로 측정이 되지 않으면 물리학, 화학, 수학 등의 '절대적 물리 법칙'이라고 인정을 하지 않는다.

누구나 사용하는 '촉매'나 '효소'도, 작용한다는 사실은 이해하지만 작용 방식(작용 메커니즘)에 관하여 물리학적으로 아직 풀지를 못했다. 현상의 존재는 지식으로 이해하지만 그 기전은 사람의 지식으로는 접근하지 못하여 명쾌하게 설명을 하지 못하고 있다. 그 외에도 자연 현상 중에 법칙이나 수식으로는 설명할 수 없는 현상은 너무 많이 있다. 과학적으로 이해, 설명할 수 없는 부분은 존재하지 않는 것이 아니라 아직 과학적으로 접근하거나 풀지를 못한 세계이므로 철학으로 보완해야 한다.

'氣'에는 사람들을 행복하게 하는 힘이 있다고, '물'은 말한다. 필자의 생각은 물의 상호작용 임상 시험이 놀라운 사실을 밝혀 주었다는 것이다. 장場에너지의 '氣'와, 생명체에서 방사되는 생각 에너지가 합체된 '氣'와의 상호 작용 메커니즘이 밝혀지고 있다. "정보 통신 수단인 '변조 기술'과 동일한 작용 메커니즘이 이루어지고 있다"고 많은 '氣'의 연구가들이 논하고 있다. 또한, 의학·생리학 노벨상을 받은 프랑스의 의학자 뤽 몽타니에 박사는 "유전자 DNA끼리 상호 작용하는 전자기 에너지의 정보 통신에는 지구 대기의 고동 슈만 주파수가 필수이다"라고 새로운 연구 논문을 발표하여 주목받고 있다.

필자의 임상 시험 결과에서 사람의 생각도, 장場의 氣도, 원점은 교번 자기交番磁氣 에너지가 관여하는 것으로 밝혀지고 있다. 한 초능력자의 에너지 실험에서 '트라이필드 미터'(전자파 측정기)를 통해 0~30mG(밀리가우스)라는 미약한 자기가 측정되었다.(지구 자기의 10분의 1 이하)

이것이 바로 '氣'의 물리·화학적 규명의 확실한 첫걸음이 아닐까. 왜냐하면 "장의 에너지는 우주 전체에 존재하며 초고속 미세 진동을 하는 매우 미세한 소용돌이 자기장이다. 그리고 생체에서 발신되는 에너지 즉 생물광량자Biophoton는 세포파든 뇌파든, 생명체 각 개체에 속하는 슈만파 주파수 수준의 초저주파수의 신호파다"라고 말할 수 있기 때문이다. 저자는 다음과 같이 유추한다.

"생명체의 氣의 정체란 장의 氣(반송파)와 생명체의 의식과 생각과 정보 신호파와 상호작용에 의한 중첩파重疊波의 일종으로 볼 수 있다. 즉, 사람의 의식과 생각 에너지는 사람의 의사 정보파(신호파)가 장의 자기성 에너지(반송파)를 끌어안고(통신 세계 말로는 변조라고 한다) 목적지로 전파되는 극저주파極低周波의 생각 에너지이다.

희미한 에너지Subtle Energy, 염력Psi 에너지, 기공氣功 에너지,

생각 에너지, 그리고 음향 요법 에너지를 '물'이라는 거울에 비추어 보면 신비한 세계, 즉 우주 과학을 밝히는 마지막 보루인 "氣"의 일부분을 이해하고 접근이 가능하지 않을까 생각한다.

또한 구미의 불가사의한 전통 의료 '동종 요법homeopathy'도 물의 맥동 변화로 파악할 수 있다. 게다가 시대의 흐름 속에서 주목받고 있는 파워스폿Power Spot 즉 '제로 자기장Zero-Magnetic Field 이라고도 불리는 장場의 치유 효과가 저선량 방사선이라는 '氣'와 관련되어 있는 것도 제로 자기장 기구를 이용한 물 분석 임상 시험으로 밝혀지고 있다.

'氣'를 품는 상자성 물질과 생체 에너지 '로렌츠의 힘'

"氣를 품는 가장 중요한 물질은 상자성 물질이다"

이 우주 어디에 있어도 전기장·자기장 성질은 전하 에너지 발생·전파의 장이다. 어디에서도 장이 생기면 전기 에너지가 발생한다. 그래서 전자파는 우주 어디로든지 도달할 수 있는 것이다. 우주의 항상성 원리라고도 할 수 있는 섭리가 전파의 전달 원리를 통해 밝혀지고 있다.

현재 우주의 빅뱅 이후 처음으로 태어난 소립자 중 하나가 전하(전자 e⁻)이다. 우리가 사용하는 전기 에너지의 근원을 이루는 것이며 생명 에너지도 예외는 아니다. 생체 그 자체가 콜로이드라고도 불리는 전하인 것이다. 이게 나선형으로 움직이면서 생체 내에 전기가 유도되어 전류가 흐르고 있다. 이 유도기전력이 로렌츠의 힘(자기력에 의해 전자가 이동하는 힘)이라고 하는 생명 에너지 그 자체이다.

"우주의 모든 것은 진동으로 구성되어 있다"고 과학자들은 예로부터 말하고 있다. 우주의 공통 언어는 전자파의 진동 그 자체라고 해도 과언이 아니다. 치열한 미약 에너지 '氣'와 반응할 수 있는 상자성 물질(수용성 규소)이야말로 생명 에너지를 얻기 위해 빼놓을 수 없는 '생명 자연의 근원을 이루는 것'이다.

이 상자성으로 얻은 생체 에너지, 그리고 생명을 일으키는 공명 에너지로 인해 표면 음전하력이 증대하고 생명력을 발휘하고 있다고 할 수 있다.

■ 왜 생명체는 상자성인가

- 우주는 빅뱅 이전부터 에너지가 요동하는 자기장·전기
  장이 있었다. 모든 것은 그 자성磁性 에너지, 전기 에너
  지의 영향을 받고 있다. 즉, 전자기 에너지를 통해 모든
  존재는 교신·대화를 하고 있다.

- 생체 에너지도 모두 전자기 에너지의 움직임으로 이루
  어진다. 생체 내 전자기 에너지의 전달 속도는 20m/s
  라고 하지만 신기하게 순식간에 전달된다. 세포 간의
  전달도 순식간이다.

- 우주 전체에 존재하는 '氣'에 담겨 있다. 氣 에너지는 자
  성 에너지이다.

- 생명체의 최소 단위인 세포도 마찬가지이다. 수많은 세
  포가 전자기적 에너지로 연결되어 교신하며 생명체를
  유지하고 있다. 더불어 생명체는 자성 에너지, 전기 에
  너지를 이용하여 생명 에너지를 만들고 있다. 즉 로렌
  츠의 힘에 의하여 작동되고 있다.

- 그렇다면 생체를 유지하는 것에는 전기, 자기 에너지의 변화가 작용하고 있고 특히 '상자성'을 띠고 있다. 따라서 생명체는 상자체常磁體인 것이 가장 중요한 조건이다.

- 하지만 전기공학적으로는 이온이 과잉이면 전기가 잘 흐르지 않는다. 그래서 생명체는 물과 규소의 표면음전하(이온 상태가 아님)를 이룬 상자성 콜로이드 집단의 장을 이루는 것이 가장 적합하다.

생명 탄생의 세 가지 조건?
- '액체 상태의 물' '수용성 규소' '열원'

2015년 토성의 위성인 엔켈라두스에 생명이 존재할 가능성이 커졌다는 뉴스가 나왔다. 엔켈라두스는 지름 500km 정도, 표면 온도는 평균 영하 200℃이며 두꺼운 얼음으로 덮여있다. 중심 코어에 암석 핵이 있고 해저에는 열수분출공熱水噴出孔이 존재하며 지표의 두꺼운 껍질인 '얼음'을 관통하여 수증기가 곳곳에서 분출되고 있다.

우주에 생명이 존재하기 위해 가장 중요한 세 가지 요소는 '물'과 '유기물'과 '열에너지'라고 생각되어 왔다. 2007년 엔켈라두스 지하의 바다에는 염분, 이산화탄소, 암모니아, 유기물 등의 존재가 이미 확인되었다. 2015년 도쿄대학 및 해양개발연구기구 등의 국제연구팀은 카시니 탐사선이 검출한 엔켈라두스의 분출수 안에 암석과 열수가 결합하여 만들어지는 광물입자 '나노실리카'가 있다는 것을 발견했다고 한다. 나노실리카(초미세 수용성 규소)가 생기기 위해서는 94℃ 이상의 뜨거운 물 환경이 필요한데 이를 통해 생명 탄생의 세 가지 요소 중 하나인 '열원'이 확인되었다고 발표했다. 연구팀은 "외계 생명체 발견을 향한 전진"이라고 생각하고 있다.

하지만 가장 주목해야 할 나노실리카의 본래 생명 기능에 대해서는 신기하게 전혀 언급하지 않는다. 나노실리카의 존재를 그저 '열원의 존재를 밝히는 근거'로만 여긴 것이다. 매우 유감스럽다. 한 걸음 더 구체적으로 나아가 생명의 세 가지 조건을 다시 설정해야 하지 않을까. 왜냐하면, 물 및 유기물은 원시 지구 탄생 이전부터 우주 물질에 많이 포함되어 존재하는 물질이라는 것이 운석 등의 분석으로 이미 알려진 사실이다. 그렇다면 다음으로 생명 탄생 과정에 중요한 것은 '액체 상태의 물'이며 '생명의 핵'에 없어서는 안 되는 '수용성 규소'의 존재, 그리고 생명 활동에 필요한 '진동원振動源의 열에너지'라고 생각할 수 있다. 이것을 생명체 존재의 새로운 세 가지 조건으로 생각하고 있다.

무한한 '氣'와 유한한 '물질 순환'이 이루는 기적의 거처 '물의 지구'

혼돈 속에 있는 세상을 '카오스'라고 한다. 카오스는 모호함이나 대혼란, 무질서한 무법통치를 상기시키는 말로 받아들여지는 경향이 있다. 그러나 철학 세계에서 카오스는 그리스 신화에서 우주 개벽 때 가장 먼저 생긴 '원시의 거대한 모습'을 이르는 것이고, 태어나는 모든 것의 바탕素과 생성의 에너지를 나타내는 생성의 장場으로 알려져 있다.

고대 사람들이 가진 자연을 관찰하는 통찰력에 감복한다. 과학자라면 누구나 카오스를 과학적으로 이해하기보다는 철학적 과학의 세계라고 생각하고 있다. 그것은 지금의 최첨단 과학과 고대의 신비로운 세계관과의 융합을 이루는 뛰어난 통찰이며, 지금의 철학과 과학을 통합 및 농축한 것으로도 받아들일 수 있다. 근래 과학 문명이 발전하여 양자장量子場

이 보편화되면서 더욱 이해하게 되었다.

또한 모든 존재를 융합하여 대우주가 만들어진 근원적인 원리를 이해하는 철학과 과학의 통합된 사고로 보인다. 그것은 지금까지의 사고 체계로 "과학이다, 철학이다, 종교다" 하면서 각각 자기주장만을 내세우고 남을 비방하고 무시하는 유아독존적인 자만한 사고가 아니다. 말로는 표현할 수 없는 '신경이 쓰이는 매체 氣'를 매개로 하여, 유기적으로 결합하는 '중화적中和的 사고'의 '결합의 핵심'이 아닐까. 더불어 살아가기 위한 사유 깊은 초자연적 문명의 예감이 든다.

프랑스를 활동 기점으로 한 마크로비오틱의 창시자, 사쿠라자와 유키카즈桜沢如一(1893~1966)는 세계적인 명저 『無双原理·易 - 마크로비오틱의 원점』(산마크출판)에서 "이 우주에는 양이 없으면 음이 없고 음이 없으면 양이 없는 것처럼 양도 음도 결국은, 동일한 태극을 떠나서 성립할 수 없는 한, 음양은 둘 다 태극의 다른 이름에 지나지 않는다는 것이다"라고 하여, 모든 만물은 더불어 존재할 수밖에 없음을 말했다. '배제의 논리'가 아니라 더불어 살기 위해 시너지 작용의 아우프헤벤(고차원 통일)일 뿐이다.

한편 수천 년을 지나 지금에야 그 진실을 해석하는 과

학적 근거가 속속 밝혀지고 있다. 현대물리학의 발전 기반을 이룬 뉴턴(1642~1727)이나 아인슈타인(1879~1955)을 넘어, "생명이란 무엇인가"란 의문을 던진 양자물리학자 슈뢰딩거(1887~1961)를 발판 삼아 혁명이라고 하는 최첨단 양자물리학의 핵심 이론인 '초대통일이론超大統一理論'(물질이 이루는 현상의 이치는 모두 중력, 전자기력, 원자핵 속의 강한 힘, 원자핵의 자연붕괴의 약한 힘의 4가지 힘으로 설명할 수 있으며 빅뱅 이전에는 이들이 통일된 하나의 힘이었다고 생각하는 물리학의 궁극적 이론)이 밝혀지면서 기에 관한 신비로운 세계관도 밝혀질 것으로 기대된다. 이제는 대통일이론이 통합하여 새로운 개념의 철학적, 과학 문명의 꽃을 피우게 될 것이며 앞으로 많은 사상가, 종교인, 철학자, 신학자, 그리고 과학자가 배타적인 과학의 테두리를 벗어날 수 있게 되었다.

우리는 혼자 존재하는 것일까. "아니오"이다. 삼라만상 모두가 '공空' 자리에 '연緣'을 얻어 연대하며 결합해서 네트워크를 이루고 있다. 우주 전체의 매체 '氣'가 상자성물질 '규산 콜로이드 입자'SiO₄에 이끌려 생명의 매체 '물'과 융화·야기되어 생명체가 탄생했다. 생명체는 스스로 조율 리듬을 이루면서 유기적으로 연결되어 서로 도우며 협력하고 '생명'을 이루고 있다.

어디까지나 푸른 물의 지구도 그곳의 일원이다.

'물이 지구를 포용하는 힘'은 유한하다. 인간의 과도한 물질 욕심은 무한하다. 인류를 비롯한 모든 생명체가 안고 있는 현대 지구의 '가장 불편한 진실'이다. 유한한 지구 물질 환경의 실제를 명심해야 한다. 이 지구상에서 무한한 것은 氣에너지, 우주 광자 에너지, 태양 에너지, 그리고 사람의 지혜뿐이다. 이러한 잠재 에너지는 공평하게, 사심 없이, 그리고 무한하게 지구 역사가 지속하는 한, 누구에게나 공평하게 쏟아진다. 하지만 생명을 낳고 기르는 지구의 물도 흙도 대기도 유한하다. 실제로 쓰는 물의 생명장이야말로 인간의 지혜를 발휘해야 할 부분이다.

수용성 규소의 힐링 효과

"氣의 감응·받는 양(收受量)을 유지하는 규소의 기능"

최근에는 건강의 기초적 작용은 규소에서 유래된다는 연구 발표나 임상 효과가 검증되어 의학·의료 등에 넓고, 활발하게 활용되고 있다. 일본규소의과학학회나 일본규소의료

연구회는 "수용성 규소는 특정한 효과라고 할 수 있는 것이 없지만 왠지 이상하게도 수많은 기적을 일으키고 있다"며 규소가 생체 내에서 심신의 종합 건강에 작용하는 것에 대해 다음과 같이 말하고 있다.(규소요법연구회 저, 『病気にならない健康生活(병에 걸리지 않는 건강생활),에서 발췌)

1) 지혜의 공급원 '송과체'를 활성화하는 기능

척추동물의 경우 빛에 노출되면 송과체에서 효소, 호르몬, 신경 수용체에 연쇄 반응을 일으킨다. 이 반응이 활동일 주기circadian rhythm의 규칙화를 일으키고 있다는 것이 예상된다. 송과체는 성기능의 발달 조절, 동면, 신진대사, 계절 번식에 큰 역할을 하는 것 같다.

2) 면역의 사령탑 '흉선'을 활성화하는 기능

수용성 규소를 매일 섭취함으로써 본래 가지고 있는 자가 치유력이나 자연치유력을 높이고 면역력 향상에 따른 다양한 기적을 일으켜 왔다고 생각할 수 있다.

3) 에너지 생산 기관 '미토콘드리아'를 활성화하는 기능

전신의 모든 세포와 관련된 영양소이며 세포 수준에서

신체 기능을 복구하거나 회복시켜 인간의 힘(에너지원)을 되살린다.

4) 신경, 혈관을 포함한 전신세포를 재생시키는 기능

5) 유해물질로 오염된 조직세포를 해독하는 기능

눈에 띄는 것은 氣의 감응도 및 받는 양을 유지하는 규소의 기능적 방식이 1번에서 3번까지 들어있다는 것이다. 세상의 일반적인 견해로는 규소의 기능은 생체의 육체적 구성에 기여하는 것이 주된 역할이었지만 일본규소의과학학회와 일본규소의료연구회는 거기에다가 생명체 건강에 초점을 맞춰 정신적 건강의 중요성을 다루고 있다.

특히 자연과 하나가 되어 얻은 체내시계라 불리는 활동일주기를 담당하는 '송과체', 자연치유력의 자기면역 사령탑인 '흉선', 심지어 생명체의 원동력을 생산하는 미토콘드리아에는 신기하게 규소가 특히 많이 포함되어 있다. 이러한 생명체의 근원 작용이 상자성을 갖는 규소의 특성과 크게 관련된다고 볼 수 있다. 게다가 수용성 규소는, 규소라고 하더라도 콜로이드 구성 능력이 뛰어나 체액의 질서와 진동 정보를 기억하는 일에 특히 기여한다고 볼 수 있다.

송과체, 흉선, 그리고 미토콘드리아에 규소가 많은 이유란

1. 송과체와 그 기능에 대해서

송과체는 빛에 반응하여 체내 시계를 조정하며 전자파의 영향을 받기 쉽다. 이런 중요한 기능을 담당하는 송과체를 구성하는 중요한 성분이 규소이다. 송과체 내에서는 뼈와 동일하게 규소가 촉매로서 중요한 역할을 한다. 송과체 안에는 '뇌사腦砂'라고 불리는 모래 상태의 칼슘층이 있다. 이 뇌사腦砂는 뼈와 같은 성분인 칼슘이지만 생성되는 과정에서 콜라겐과 규소가 관여된다고 한다.

송과체는 왜 뇌 깊숙이 있으면서 동물 같이 보이지 않는 빛을 감지할 수 있는 것인가. 우리가 눈으로 볼 수 있는 가시광선은 전자파 중에서도 아주 좁은 범위에 지나지 않는다. 그 양측에 엄청난 선사파 영역이 펼쳐지고 있다. 적외선도 그의 일종이다.

송과체는 현대인에게는 퇴화해버린 '제3의 눈'을 말하는 것인데 자연이나 우주와 조화를 이루면서 살았던 고대 사람들은 이 제3의 눈을 뜬 상태였다는 이야기도 있다. 고대부터 송과체는 신체의 내분비선에 상응하는 차크라의 중요한 에너지 중추라고도 한다. 氣의 감응력이 남보다 뛰어난 초능력자나 기공사氣功師, 혹은 장인의 생각에너지와 깊은 관계가 있다. 왜냐하면 필자의 의념에너지 인가(印加:신호, 전압 등을 가하는 것) 실험에 참여해주신 모든 분들이 "욕심이 없는 평정심이 가능하게 하는 일"이라고 한결같이 말했던 것이 인상 깊게 뇌리에 남아 있기 때문이다. 즉, 자연이나 우주와 조화를 이루면서 한 몸으로 사는 자연스러운 모습에서 생겨나는, 특별히 공명하며 주고받는 감성이라고 필자는 느낀 것이다.

과학적 연구에서도 송과체는 호르몬 분비의 정상화나 교감신경과 부교감신경의 균형, 세포의 물질대사 촉진에 관여한다. 또한 이러한 기능이 정신적 측면과 깊은 관계가 있는 것으로 증명되었다.

송과체는 힐링에 의해 활성화된다. 어른이 되어 딱딱하게 시든 것이 부드러워지고 커져서 호르몬 분비가 활발해지고, 세포가 다시 젊어졌다는 보고도 있다고 한다. 위대한 발명이나 예술, 예언, 텔레파시, 원격 투시, 힐링 등의 초자연적

능력은 바로 우주에서 오는 에너지 수신기인 송과체가 활성
화되었기 때문이라고 생각할 수 있다. 그런데 놀랍게도 이
송과체는 규소로 구성되어 있다고 한다.

사람과 사람, 인간과 물건, 물건과 물건의 대화는 진동수
의 공명 현상이라고 받아들일 수 있다. 규소가 가진 진동수
야말로 자연의 기본 진동이 아닐까. 또한 그것은 희미한 에
너지 같은 매우 미약한 자기磁氣의 진동이면서 뇌파라고 하
는 흔들림이 아닐까. 규소(규산:SiO₄)의 특성인 '상자성'을 활용
한, 보이지 않는 것을 '가시화'하는 변환·변조 기능을 발휘
하는 송과체의 멋진 역할이라고 필자는 받아들이고 있다.

* 해당 내용은 나카시마 토시키(中島敏樹)의 저서, 『결합하는 생명의 힘, 물과
  규소와 기(氣) - 콜로이달 영역론』(結び合う命の力 水と珪素と氣 ‑コロイダ
  ル領域論)의 내용을 참고하여 작성한 내용입니다.(출판사: 주식회사 비오 매
  거진(株式会社 ビオ・マガジン)

전자계가 생체 내 발생시키는 에너지원에 관한 연구

* 이 장은 앞에 수록한 '부록1'에 대한 내용을 저자 선재광 박사의 친구 남징락 교수가 쉽게 정리하였습니다. 독자 분들이 물과 규소가 만들어내는 생명의 창 조성에 대해 더욱 잘 이해할 수 있도록 도울 것입니다.

물과 규소 그리고 기(氣)가 생명이다

이 장에서는 그다지 잘 알려져 있지는 않았지만 아주 오래전부터 사용되어 왔던 규소에 대해 철학적인 과정을 거쳐 보다 과학적인 본질로 접근하는 내용을 다루어 보기로 한다. 여기에서 전개하는 내용은 일반인들이 이해하기에는 다소 어려운 면도 있으나, 최대한 쉽게 이해를 구할 수 있도록 정리해 보았다.

전개되는 내용의 핵심적인 부분을 먼저 언급하자면 생체의 구성에 있어 물은 많은 요소를 차지하고 물의 실체는 결합력을 지님으로써 생명에 관계된 힘을 지니게 된다는 것이다. 인체 내부에 존재하는 무질서한 상태에 있는 물은 단독으로 그 역할을 하기보다는 무질서한 물을 제어하는 규소와 함께 어울림으로써 자기적 성질을 지니는 촉매 역할을 담당하고 있다고 한다. 이로 인하여 생체는 자성체의 성질을 띠게 되며, 이와 함께 우주와 지구라는 매우 큰 자기장의 속에 존재하게 되어 이는 전자기에너지를 공급하는 역할을 하고 있다.

여기서 우리가 일반적으로 알고 있는 상식을 접목해 볼 필요가 있다. 전기에너지를 발생시키는 원리에 대해 잠깐 언급해 보기로 하자. 기전력을 발생시키기 위해서는 크게 두 가지 요소가 필요한데 그것은 바로 자석과 코일이며, 두 개 중 한 요소를 번갈아서 움직이게 되면 에너지가 발생되는 것이다. 따라서 생체도 콜로이드라고 불리는 자기적 성질을 지니는 상태에서 번갈아 가며 움직이는 전자기적 변화에 따라 에너지가 발생하게 되고, 이것이 생체에 전달됨으로써 생제 에너지를 지닐 수 있다는 것이다. 이때 전자기적 변화에 따른 수신기 역할을 규소가 담당하고 있으며 규소의 함량 정도에 따라 용량의 크기까지 결정하기 때문에 생체는 규소가 가장 중요한 역할을 하고 있다고 볼 수 있다.

이 부분은 미국 예일대학의 헤롤드 색스턴 버 박사의 저서인 『생명장의 과학Blueprint for Immortality』에서도 언급되어 있는데, "생명 동전기장動電氣場의 활동으로 생명체에 전체성, 조직성 및 연속성이 생긴다. 우주란 일종의 전기장이다"라고 설명을 하고 있다.

생체를 왜 상자성체라고 표현하는가?

먼저 자성체의 의미부터 살펴보면 간단하게 못으로 자석을 만드는 과정을 이해할 필요가 있다. 우리 주변에 흔하게 있는 못이 바로 자성체에 해당하며, 못은 금속성을 띠며 분자가 무질서하게 배열이 되어있는 상태이다. 따라서 이 못이 자석의 성질을 띠게 하려면 외부로부터 매우 강한 자기력을 가하거나 강한 자석으로 문지르게 된다. 그렇게 하면 못은 질서 있게 배열을 이룸으로써 자석의 성질을 지니게 된다. 이 상태를 자화되었다고 말한다.

일반적으로 자성체는 크게 세 가지로 나눌 수 있는데 그냥 못과 같이 평범한 자성체에 자기력을 가하면 N극은 S극으로 바뀌며 S극은 N극으로 자화되는 것을 상常자성체라 한다. 그리고 상자성체 중에서도 강하게 자화되는 자성체를 강强자성체, 반면 자기력을 가한 반대 방향으로 자화가 되는 것도 있는데 N극은 N극으로 바뀌며 S극은 S극으로 바뀌는 자성체를 반反자성체라 한다.

콜로이드 상태란 입자가 0.001~0.1[㎛] 정도의 크기로 분산되어 있는 것을 말한다. 이 상태에서는 수중에서 전기적인 반발력을 가지며, 액체 중 부유하는 입자가 정전기력 등에 의해 그 힘의 방향으로 이동하는 현상을 지니게 된다. 콜로이드 상태는 예방의학적인 측면과 질병 해소의 차원에서 100여 년 전부터 민간요법의 하나로 사용되고 있다.

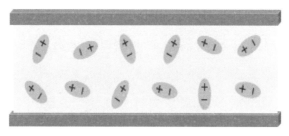

분극이 일어나지 않은 유전체의 상태

일반적으로 유전체 내부의 분자는 그림과 같이 쌍극자의
형태로 되어 있으며 불규칙한 상태로 배열되어 있다.

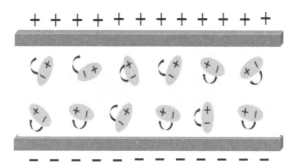

외부 전계에 의해 분자가 회전을 하는 상태

분자의 정렬이 불규칙하게 놓여 있던 상태에서 유전체의
외부에서 전계가 가해지면 그림 2와 같이 절연체 양쪽 표면
의 극은 +와 -로 대전되고, 내부에 있는 분자의 -는 +방향
으로, +는 -방향으로 회전을 하게 된다. 여기서 분자가 회

전을 일으키며 열에너지가 발생하게 되는데 생활 속에서는 전자레인지를 통해 음식물을 데우는 경우를 생각하면 쉽게 이해를 할 수 있다.

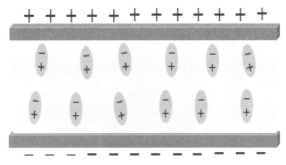

외부 전계에 의해 분극이 완료된 상태

따라서 외부로부터 전계가 가해지면 전기적으로 극성을 띠는 유전체 내부에 있던 분자들이 '그림 3'과 같이 전체적으로 +와 -로 정렬을 하게 된다.

여기서 조금은 어려운 내용일 수 있으나 전기쌍극자라는 단어가 일반인들에게는 생소할 수도 있는 까닭에 잠깐 언급해 보면 다음과 같다. 전기쌍극자란 부호는 반대이고 크기가 같은 두 전하의 분포를 말하며, 전기쌍극자는 전체적으로 중성을 띠고 있지만 각 전하의 위치가 흩어져 있는 원자

나 분자에서 나타날 수 있어 전기적인 성질을 결정하는 중
요한 개념이 된다. 대표적인 전기쌍극자로는 '그림 4'와 같
이 물 분자인 H2O를 예로 들 수 있는데 물 분자는 H(+: 양전하)
라는 두 개의 수소원자에 O(-: 음전하)라는 한 개의 산소원자로
되어 있다.

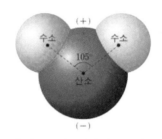

수소와 산소로 이루어져 있는 전기쌍극자

따라서 전자레인지로 음식물을 데울 수 있는 것은 물 분
자가 전기쌍극자이기 때문이다. 전자레인지 내부에는 마이
크로파인 전자기파가 발생하고 빠르게 진동하는 전자기장
이 형성되어 물 분자들이 '그림 2'의 경우와 같이 전기장의
방향으로 방향을 바꾸게 되는 것이다. 앞서 전개한 기본 이
론에 따라 생체도 하나의 전기쌍극자로 이루어져 있다고 볼
수 있으므로 외부에서 자기력이 가해지면 생체에 에너지가
발생하게 된다고 정의할 수 있다.

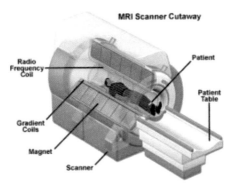

MRI Scanner Cutaway

Radio Frequency Coil

Patient

Patient Table

Gradient Coils

Magnet

Scanner

자기공명장치

  좀 더 예를 들어 접근해 우리가 흔히들 알고 있는 경우를 도입해 보면, 그림과 같은 자기공명장치(MRI: magnetic Resonance Imaging)를 생각해 볼 수 있다. MRI는 자기장을 발생시키는 기계가 고주파를 발생시켜 인체 내에 보내면, 인체 내의 수소 원자핵의 반응으로 발생되는 신호를 컴퓨터로 계산하여 인체의 모든 부분을 영상화하는 검사 방법이다.

  어쩌면 이러한 에너지원의 전달과정을 기氣라고 칭할 수도 있을 것이다. 하지만 의학자들과 과학자들은 생체를 주로 유물론적 관점에서 해석하기 때문에 이러한 에너지원의 전달과정에 대해 다소 부정적인 관점으로 보고 있다. 하지만 어떠한 관점으로 해석을 하든 인류의 질병을 치료하는 것이 최종 목표라고 생각한다면 관점의 해석이 중요한 것이 아니라, 할 수 있는 모든 방법을 도입해서라도 인간이 염원하는 무병장수의 꿈을 이루어 주는 것이 사명이자 역할이라고 주장하고 싶다.

기氣는 인류 최대의 관심사이다. 무녀의 세계, 무당에게 이끌리는 부족국가, 통치자에 의한 신의 가호와 선서의식宣誓儀式, 그리고 신학, 철학, 종교, 사상 등 그 근원을 이루는 기氣의 존재는 헤아릴 수 없는 무언가를 느끼게 한다고 말한다. 따라서 기氣는 아직 정체가 밝혀지지 않은 물질이기에 '과학의 로망'이라고도 불린다. 의학·생리학 분야에서 노벨상을 받은 프랑스의 의학자 뤽 몽타니에 박사는 "유전자 DNA끼리 전달하는 전자기에너지의 정보통신에는 지구 대기의 고동 슈만주파수가 필수이다"라고 새로운 연구 논문을 발표하여 주목받고 있다.

수용성 규소의 힐링 효과

규소요법연구회에서 발표한 『病気にならない健康生活(병에 걸리지 않는 건강생활)』에서 발췌한 내용을 간단히 소개하기로 한다. 최근에는 건강의 기초적 작용은 규소에서 유래된다는 연구 발표나 실천, 실증효과가 나타나서 의학·의료 응용의 길이 넓고 활기차게 개척되고 있다. 일본규소의과학학회나 일본 규소의료연구회는 "수용성 규소는 특정한 효과라고 할 수 있는 것이 없지만 왠지 이상하게도 수많은 기적을 일으키고 있다."라고 하였으며 규소가 생체 내에서 심신의 종합건강 에 작용하는 것에 대해 다음과 같이 말하고 있다.

1. 지혜의 공급원 '송과체'를 활성화하는 기능

척추동물의 경우 빛에 노출되면 송과체에서 효소와 호르 몬이 분비되어 신경 수용체에 연쇄 반응을 일으킨다. 이 반 응이 활동일주기circadian rhythm의 규칙화를 일으키는 것으로 예 상된다. 송과체는 성기능의 발달 조절, 동면, 신진대사, 계 절 번식에 큰 역할을 한다고 추정된다.

2. 면역의 사령탑 '흉선'을 활성화하는 기능

수용성 규소를 매일 섭취함으로써 본래 가지고 있는 자가 치유력이나 자연치유력을 높이고 면역력 향상에 따른 다양한 기적을 일으켜 왔다고 생각할 수 있다.

3. 에너지 생산 기관 '미토콘드리아'를 활성화하는 기능

전신의 모든 세포와 관련된 영양소이며 세포 수준에서 신체 기능을 복구하거나 회복시켜 인간의 힘(에너지원)을 되살린다.

4. 신경, 혈관을 포함한 전신 세포를 재생시키는 기능

5. 유해물질로 오염된 조직 세포를 해독하는 기능

여기서 송과체라는 낯선 용어에 대한 해설이 필요할 것이다. 송과체란 간단히 말해서 우주에서 오는 에너지에 대한 수신기라고 보면 된다. 이것이 빛에 반응하여 체내시계를 조정하며 전자파의 영향을 받기 쉽다. 이런 중요한 기능을 담당하는 송과체를 구성하는 중요한 성분이 바로 규소이다.

송과체 내에서는 뼈와 동일하게 규소가 촉매로서 중요한 역할을 담당한다고 강조한다. 사람과 사람, 사람과 물건, 물건과 물건의 대화는 진동수의 공명 현상이라고 받아들일 수 있다. 따라서 규소가 가진 진동수야말로 자연의 기본 진동이 아닐까 하고 주장한다. 그리고 그것은 희미한 에너지 같은 매우 미약한 자기磁氣의 진동이면서 뇌파라고 하는 흔들림이 아닐까 하고 다시금 강조하고 있다. 그래서 규소(규산: SiO_4)가 지니는 가장 큰 특성은 상자성을 활용한 것으로 송과체를 통해 보이지 않는 것을 가시화하는 변환·변조 기능을 발휘하게 되며, 이 부분이 송과체가 지닌 가장 멋진 역할이라고 필자는 받아들이고 있다.

● 에필로그

제가 가장 존경하고 저의 멘토이자 길잡이이신 이시형 박사님과 같이 책을 출간하게 되어 대단히 영광스럽고, 기쁘게 생각합니다.

규소도 이시형 박사님을 통해서 소개를 받았습니다.

이시형 박사님과 함께 일본에서 열리는 2015년 〈일본 규소 의학회〉에 참석하여 의사들이 난치병에 규소를 다양하게 활용하는 내용을 접하면서 규소의 중요성을 알게 되었습니다.

그 이후, 규소에 관한 책을 구해서 피해독과 체온상승에 도움이 될 방법이 없을까 하고 연구를 하게 되었습니다.

몇 년이 지난 후 2018년에 〈일본 규소 의학회〉 임원들이 한국에 오셔서 같이 대화를 나누게 되었습니다. 다양한 내용을 들으면서 규소를 국내에 알려야겠다는 생각을 하게 되었고, 여러 가지 자료를 모아서 이런 책자로 나오게 되었습니다.

규소는 너무 생소해서 이해하는 데 어려움이 많았습니다. 일본에는 자료가 많았으나, 국내에는 자료가 거의 없었습니다. 규소에 관한 일본의 책들과 국내의 책, 독일이나 미국의 자료도 참고하면서 규소를 이해하게 되었습니다.

저는 피를 해독하고, 체온을 상승시켜 고혈압, 당뇨, 암을 전문으로 치료하는 한의사입니다.

규소가 피 해독과 체온 상승에 많은 도움이 된다는 사실을 알게 되면서 규소의 중요성을 알게 되었고 국내 고혈압, 당뇨, 고지혈증 환자들에게 적용하면 좋은 효과가 있을 것으로 생각되어 실제로 고혈압, 당뇨, 고지혈증, 암환자들에게 활용해 보니 많은 도움이 되었습니다.

제가 임상한 내용을 기반으로 TV프로그램 '엄지의 제왕' 신년특집에서 규소의 의학적 활용에 관한 내용과 규소를 고혈압, 당뇨, 고지혈 환자에게 활용하여 좋은 결과가 나온 내용이 방송으로 소개되면서 많은 호응을 받았습니다. 2019년 9월 29일 일본의 동경에서 일본 규소의학회가 주최하는 학술대회에 참석하여 이시형 박사님께서 발표하시고 제가 보조로 발표하여 한국의 규소 관련 임상연구를 일본에 알리기도 하였습니다.

국내에서 규소의 연구는 이제 시작이니 앞으로 다양한 연구가 진행되어 많은 분들이 질병의 예방과 치료에 도움이 되길 기원합니다. 끝으로 요즘 출판사들의 여건이 좋지 않은 분위기에서도 생소한 규소에 관한 책의 출간을 흔쾌히 결정해주신 권선복 행복 에너지 출판사 사장님과 부록2를 정리해준 친구 남징락 교수에게 깊은 감사를 표합니다.

선재광

• 출간후기

생명의 액체, 수용성 규소를 통해 더 많은 분들이 건강한
일상을 누리시기를 희망합니다!

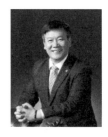

권선복(도서출판 행복에너지 대표이사)

우리의 몸은 작은 우주라고 합니다. 그만큼 복잡, 정교하
며 다양한 기제에 의해 유지되고 있다는 뜻일 것입니다. 의
학의 눈부신 발전으로 인해 우리 몸에 대한 수많은 것들을
이해할 수 있게 되었지만 그럼에도 불구하고 아직은 많은
부분이 미지의 영역에 있기에 학자들의 연구를 통해 계속해
서 새로운 부분이 조명되고 있습니다.

이 책이 다루고 있는 '수용성 규소와 인체의 건강'은 우리
에게 아직 낯설지만 여러 의학적 연구가 진행되고 있는 분
야입니다. '실리콘'이라는 이름으로 더 유명한 규소는 토양

의 중요 성분이며 석영(수정)과 같은 형태로 존재하는 것이 좀 더 우리에게 익숙하기에 '수용성 규소를 마셔서 건강을 지킨다'라는 말 자체가 이상하게 들릴 수도 있을 것입니다.

이 책『규소의 힘과 그 의학적 활용』은 이러한 사람들의 규소에 대한 무지와 편견을 깨고, 최신 이론에 기반하여 수용성 규소가 우리 몸속에서 보여주는 놀라운 세포 치유력과 항산화력을 보여줍니다. 더불어 국내외 다양한 임상실험 결과를 통해 암, 당뇨병, 자폐증, 치매, 난청, 대동맥류, 구내염, 아토피성 피부염 등에 작용하는 수용성 규소의 놀라운 원리를 생생하게 들을 수 있습니다.

이 책의 공동저자 이시형 박사는 대한민국을 대표하는 정신의학자이자 뇌과학 박사로서 자연치유센터 힐리언스 선마을, 세로토닌문화원, 병원 없는 마을 프로젝트 등 의학의 범주를 넓혀 복합적인 인간 치유 프로젝트에 힘쓰고 계신 분이기도 합니다. 또한 공동저자 선재광 박사는 현재 동국대학교 한의과대학 겸임교수, 경락진단학회 명예회장, 벌뜸연구소 소장, 광진구 중곡동 대한한의원 원장으로 있으면서 한의학의 우수성을 알리기 위해 학계는 물론 대중을 상대로도 다양한 한의학 관련 활동을 하고 있는 분입니다.

우리에게는 조금 낯설지만 우리 몸의 근원이 되는 수용성 규소의 놀라운 힘을 보여주는 이 책『규소의 힘과 그 의학적 활용』이 각종 오염과 스트레스 속에 살아가는 현대인들에게 치유와 회복의 도우미가 되어 주기를 기원합니다.

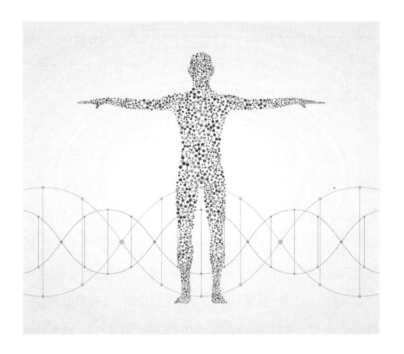

'행복에너지'의 해피 대한민국 프로젝트!
〈모교 책 보내기 운동〉

대한민국의 뿌리, 대한민국의 미래 **청소년·청년**들에게 **책**을 보내주세요.

많은 학교의 도서관이 가난해지고 있습니다. 그만큼 많은 학생들의 마음 또한 가난해지고 있습니다. 학교 도서관에는 색이 바래고 찢어진 책들이 나뒹굽니다. 더럽고 먼지만 앉은 책을 과연 누가 읽고 싶어 할까요?
게임과 스마트폰에 중독된 초·중고생들. 입시의 문턱 앞에서 문제집에만 매달리는 고등학생들. 험난한 취업 준비에 책 읽을 시간조차 없는 대학생들. 아무런 꿈도 없이 정해진 길을 따라서만 가는 젊은이들이 과연 대한민국을 이끌 수 있을까요?

한 권의 책은 한 사람의 인생을 바꾸는 힘을 가지고 있습니다. 한 사람의 인생이 바뀌면 한 나라의 국운이 바뀝니다. **저희 행복에너지에서는 베스트셀러와 각종 기관에서 우수도서로 선정된 도서를 중심으로 〈모교 책 보내기 운동〉을 펼치고 있습니다.** 대한민국의 미래, 젊은이들에게 좋은 책을 보내주십시오. 독자 여러분의 자랑스러운 모교에 보내진 한 권의 책은 더 크게 성장할 대한민국의 발판이 될 것입니다.

도서출판 행복에너지를 성원해주시는 독자 여러분의 많은 관심과 참여 부탁드리겠습니다.

도서출판 **행복에너지** 임직원 일동

'행복에너지'의 해피 대한민국 프로젝트!

<모교 책 보내기 운동> <군부대 책 보내기 운동>

한 권의 책은 한 사람의 인생을 바꾸는 힘을 가지고 있습니다. 한 사람의 인생이 바뀌면 한 나라의 국운이 바뀝니다. 그럼에도 불구하고 많은 학교의 도서관이 가난하며 나라를 지키는 군인들은 사회와 단절되어 자기계발을 하기 어렵습니다. 저희 행복에너지에서는 베스트셀러와 각종 기관에서 우수도서로 선정된 도서를 중심으로 <모교 책 보내기 운동>과 <군부대 책 보내기 운동>을 펼치고 있습니다. 책을 제공해 주시면 수요기관에서 감사장과 함께 기부금 영수증을 받을 수 있어 좋은 일에 따르는 적절한 세액 공제의 혜택도 뒤따르게 됩니다. 대한민국의 미래, 젊은이들에게 좋은 책을 보내주십시오. 독자 여러분의 자랑스러운 모교와 군부대에 보내진 한 권의 책은 더 크게 성장할 대한민국의 발판이 될 것입니다.

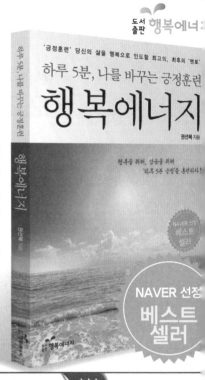

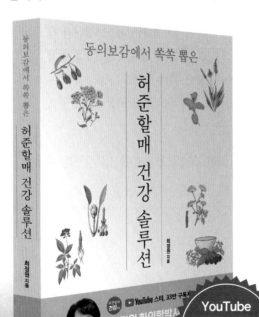